SÉMÉIOTIQUE

DES

MALADIES DE L'ENFANCE

LEÇONS PROFESSÉES EN 1863

PAR

Henri ROGER

MÉDECIN DE L'HOPITAL DES ENFANTS
AGRÉGÉ DE LA FACULTÉ DE MÉDECINE DE PARIS
MEMBRE DE L'ACADÉMIE IMPÉRIALE DE MÉDECINE, ETC.

PARIS

P. ASSELIN, GENDRE ET SUCCESSEUR DE **LABÉ**,

LIBRAIRE DE LA FACULTÉ DE MÉDECINE DE PARIS

Place de l'École de Médecine

1864

SÉMÉIOTIQUE

DES

MALADIES DE L'ENFANCE

CORBEIL, typ. et stér. de CRÉTÉ.

SÉMÉIOTIQUE

DES

MALADIES DE L'ENFANCE

LEÇONS PROFESSÉES EN 1863

PAR

Henri ROGER

MÉDECIN DE L'HOPITAL DES ENFANTS

AGRÉGÉ DE LA FACULTÉ DE MÉDECINE DE PARIS

MEMBRE DE L'ACADÉMIE IMPÉRIALE DE MÉDECINE, ETC.

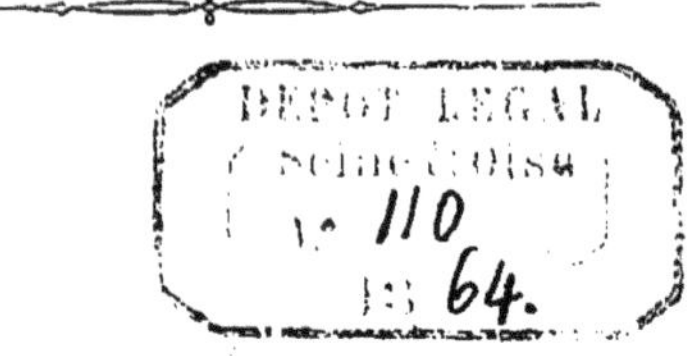

PARIS

P. ASSELIN, GENDRE ET SUCCESSEUR DE **LABÉ**,

LIBRAIRE DE LA FACULTÉ DE MÉDECINE DE PARIS

Place de l'École de Médecine

1864

A

M. RAYER

Et benè apud memorem veteris stat gratia facti.

TABLE DES MATIÈRES.

SÉMÉIOTIQUE

DES

MALADIES DE L'ENFANCE

PREMIÈRE LEÇON.

INTRODUCTION.

Avant d'ouvrir ces *Conférences cliniques sur les maladies des enfants*, avant de commencer avec vous l'étude de la pathologie infantile, permettez, Messieurs, que je remercie publiquement ceux auxquels je dois l'honneur de vous enseigner, ceux qui, me confiant cette mission honorable et douce, ont ainsi rattaché, par un lien nouveau, l'*agrégé libre* à notre mère commune, la Faculté de Paris.

Permettez-moi, avant toute parole, d'adresser des remercîments au Doyen de la Faculté de médecine, et même à M. le Ministre de l'instruction publique. (Quel courage de louer tout haut un ministre, et, en même temps, quelle maladresse à moi de le louer hors de sa présence et alors qu'il ne peut m'entendre !)

Grâce à une initiative libérale et puissante, les études médicales pratiques ont reçu dernièrement, dans la Faculté de Paris, un complément devenu nécessaire : à côté, ou plutôt au-dessous de l'enseignement général qui vous est dispensé avec tant d'éclat par les maîtres illustres de notre École, à côté de cet enseignement supérieur, *longo sed*

1

proximus intervallo, vient d'être placé l'enseignement des spécialités, auxiliaire zélé, qui tâchera de rendre aussi quelques services à votre éducation médicale.

J'ai lu dans un charmant ouvrage, écrit par M. le docteur Maurice Raynaud, ancien interne-lauréat de l'hôpital des Enfants, et docteur èslettres, j'ai lu, dans les *Médecins au temps de Molière*, que, dans l'antique Faculté de Paris, à l'origine et durant de longues années, il n'y avait que *deux* professeurs : l'un enseignait, à lui tout seul, l'anatomie, la physiologie, l'hygiène et la diététique ; l'autre avait dans son vaste domaine la pathologie et, par surcroît, la matière médicale et la thérapeutique : en deux ans, le cycle complet des études était parcouru : c'était simple et vite fait. Et sans doute, à cette époque, il se trouvait déjà des adversaires de toute spécialité, des encyclopédistes qui vantaient cette unité forte et cette harmonie concrète de l'enseignement ; on devait bien en compter *jusqu'à deux* qui préconisaient les avantages du système et démontraient la nécessité de s'y tenir.

Depuis lors, nous avons changé tout cela : le développement considérable des diverses branches de la médecine a exigé une division correspondante du travail ; et par la force des choses comme par le progrès du temps, l'enseignement médical a dû s'agrandir et se fortifier.

Aux vingt-six chaires déjà établies, en 1861, à la Faculté de Paris, sont venues, cette année, s'ajouter celle d'*histologie* et celle de *médecine comparée*, de sorte que vous serez initiés à cette magnifique étude qui embrasse les rapports du règne humain malade avec les autres règnes de la nature, et qui, s'occupant de la pathologie de tous les êtres organisés, est le digne pendant de l'anatomie et de la physiologie comparées.

Enfin, tout récemment, ont été créées six *chaires com-plémentaires des études médicales pratiques.*

Or, Messieurs, parmi ces créations nouvelles, un *cours* a été affecté à l'étude *des maladies des enfants*, étude si importante qu'elle a déjà été, dans cet hôpital, et pendant longtemps, l'objet d'un enseignement particulier, médical et chirurgical (1).

Aujourd'hui, cette tâche m'a été confiée officiellement. Que vous dirai-je des efforts que je veux faire pour la remplir dignement, si ce n'est que j'y apporterai tout mon zèle, tout mon dévouement et aussi une expérience déjà longue?

Il ne m'appartient pas, du moins en ce moment, d'insister beaucoup sur l'importance de la pathologie du premier âge et sur l'utilité du cours clinique des maladies infantiles; mes éloges à l'endroit de l'institution nouvelle pourraient paraître tant soit peu intéressés et entachés de partialité. J'aime mieux m'appuyer des paroles d'Hufeland, le vieux docteur de la savante Allemagne, qui a dit, dans son *Manuel de médecine pratique* (ouvrage qui est le fruit de cinquante ans d'expérience) :

« Les *maladies des enfants* sont, pour la pratique, un
« objet de la plus haute importance et qui exige une *étude*
« *spéciale;* car le tiers de tous les malades sont des enfants,
« et les affections dont ils sont atteints présentent une
« physionomie particulière. On peut être à la fois très-bon
« médecin pour les adultes et mauvais pour les enfants.
« En effet, il ne suffit pas, comme quelques-uns le croient,
« de diminuer simplement les doses des médicaments;
« mais la séméiotique est différente, la pathologie et la

(1) Ce très-utile enseignement des affections chirurgicales de l'enfance, commencé par M. Guersant fils, a été continué par M. Giraldès.

« thérapeutique sont modifiées ; en un mot, les maladies
« ont un autre caractère. »

Ne croyez point à une fausse modestie de ma part si
j'exprime quelques craintes au moment d'instaurer de nouveau un enseignement clinique à l'hôpital des Enfants. Les
élèves, les jeunes médecins qui ont fréquenté cet hôpital
ont pu profiter, depuis des années, des intéressants entre-
tiens cliniques de mon excellent ami M. Blache, entre-
tiens si instructifs, où brille le praticien consommé et le
thérapeutiste fécond en ressources. Ce même amphithéâtre
a gardé souvenir (que n'est-ce un écho?) des brillantes leçons de M. le professeur Trousseau. Mais, malheureuse-
ment pour vous, au lieu du maître vous n'avez plus qu'un
humble disciple : en partant, le prophète Élie n'a pas
laissé son manteau à Élisée.

Quelques-uns d'entre vous se rappellent aussi les belles
leçons de M. Bouvier, qui sut être spirituel et éloquent en
parlant orthopédie. Quant à la science du spécialiste, elle
est reconnue par tous, et grandement appréciée (1).

Messieurs, dans le cours de ces *Conférences cliniques*, je
rechercherai surtout l'utile, et je m'attacherai principalement au point de vue pratique.

Laissant de côté la théorie, je ne vous ferai point l'histoire dogmatique des maladies ; vous en trouverez du reste
la description faite, et même très-bien faite, dans les traités spéciaux. La nature est le premier des livres ; ce doit
être la Bible du médecin. Je l'ouvrirai devant vous et nous
chercherons à y lire ensemble. Nous épellerons d'abord

---

(1) Je dois aussi une mention à M. Sée, qui a fait preuve d'un remarquable talent dans des leçons dont le seul défaut a été d'être trop peu
nombreuses.

des lettres, puis nous dirons des mots et des phrases, et enfin nous lirons couramment.

Pour appuyer cet enseignement sur quelque chose de tangible et de matériel, sur quelque chose qui parle aux yeux et qui ait l'avantage de fixer les faits dans la mémoire, nous ferons de l'*anatomie pathologique*, et je vous présenterai des pièces. Nous mettrons en regard les lésions et les symptômes; je vous en ferai voir les rapports et vous en montrerai la concordance. Par malheur, ce ne sera trop souvent que l'aveu et la triste démonstration de l'impuissance de l'art. Nous en tirerons du moins le seul profit que cet examen rétrospectif puisse donner, le complément de votre instruction clinique.

Sous ce rapport, nous aurons ici bien plus d'occasions de nous instruire que dans les hôpitaux d'adultes. En effet, la mortalité des enfants est effrayante, soit qu'on l'envisage dans les maladies propres au jeune âge, ou proportionnellement très-fréquentes à cette époque de l'existence (croup, angine couenneuse, méningite, scarlatine, rougeole, etc.), soit qu'on la considère dans les maladies communes à l'enfant et à l'adulte (phthisie, fièvre typhoïde, variole, pneumonie). Toutes les tables de mortalité vous apprennent qu'il meurt *un* enfant sur *cinq* dans la *première année* de la vie, et qu'il en est mort *un* sur *trois* avant la fin de la *cinquième*.

Comme vous le voyez par ces chiffres, notre moisson à l'égard des lésions pathologiques doit être très-abondante. Cependant elle sera quelquefois restreinte par la résistance des parents, résistance d'autant plus fâcheuse qu'elle nous privera de l'étude de quelques faits intéressants. Que de lésions importantes ou rares nous pourrions voir, « attentâ, « dùm vivunt, observatione, accuratâ autem, post mortem, « dissectione, nisi parentûm inepta charitas obstaret (si

« l'inintelligente tendresse des parents ne s'y opposait), »
ainsi que l'a dit Morgagni.

Ce n'est pas que la médecine réside tout entière dans
l'anatomie morbide. Quand on approfondit l'étude de la
pathologie, celle de l'enfance particulièrement, on ne tarde
pas, tout en restant organicien, à devenir humoriste, puis
aussi vitaliste ; car, si les symptômes sont la manifestation
fonctionnelle de la maladie, les lésions en sont purement
l'expression matérielle ; elles ne sont pas la cause de la
maladie ; encore moins sont-elles la maladie elle-même.

Mais ne nous engageons pas dans ces discussions de
doctrine ; elles nous feraient perdre de vue le but essentiellement pratique que je me propose. Considérons qu'il
est déjà fort difficile, chez les enfants surtout, de constater et d'apprécier sainement les faits, et n'en compliquons
pas l'étude par des interprétations qui pourraient bien les
obscurcir. D'ailleurs, je suis partisan de l'éclectisme, et
par tempérament, et par expérience : après toutes les discussions doctrinales, après toutes les luttes de systèmes,
il ne reste que les faits, qui survivent au naufrage des théories.

Et pourtant, je sais que l'éclectisme n'est point généralement en faveur ; il déplaît à tous parce qu'il ne donne pas
satisfaction exclusive à l'esprit étroit et intolérant de chacun. Dante, le farouche gibelin, le placerait dans le cercle
le plus affreux de son Enfer, là où il précipitait les indiffé-
rents !

Maintenant, où puiserons-nous les faits indispensables
à notre enseignement ? A cet égard, nous aurons, je l'espère, abondance de matériaux, et des meilleurs.

Fuller écrivait : « Non pauca ex optimis auctoribus de-
« cerpsi, quædam ab amicis impetravi, partem longè
« maximam è propriâ praxi selegi. » Ces mots ne sem-

blent-ils pas avoir été écrits pour la circonstance présente? Ne puis-je pas les répéter en ce moment et en faire l'application immédiate? Ces excellents auteurs, *optimis*, c'est Rosen, en Suède; Undervood, en Angleterre; Dewees, en Amérique; et, parmi nos contemporains, ce sont : Meissner, Henke, Mauthner, en Allemagne; West, à Londres; pour la France, nommons Guersant, Blache, Barrier, Rilliet et Barthez, dont tous vous connaissez les ouvrages classiques (1).

Ces amis, *amicis*, ai-je besoin de les nommer? Au premier rang, c'était Guersant père, notre vénéré et affectionné maître, à la mémoire duquel je suis heureux de pouvoir rendre ici un public hommage : nous gardons de lui un souvenir véritablement filial, et, du reste, son nom est à jamais attaché à cet hôpital dont il fut médecin pendant quarante années : on dit aujourd'hui, « Guersant et l'hôpital des Enfants, » de même que, par une association presque forcée, on dit depuis longtemps « Corvisart et la Charité, Dupuytren et l'Hôtel-Dieu. » Ces amis, ce sont encore mes très-honorés collègues MM. Blache et Bouvier, qui veulent bien prendre intérêt à ce cours : ils ont mis spontanément à notre disposition les salles de leur service respectif pour agrandir le nôtre et concourir ainsi, dans une large mesure, par l'accroissement de notre champ d'observation, à favoriser vos études.

L'enseignement clinique, dont j'ai l'honneur d'être chargé, s'appuie donc, vous pouvez en juger, Messieurs, sur les autorités les plus incontestées et sur les moyens de travail les plus complets.

Puissé-je vous être utile en mettant à profit ce vaste

(1) Je dois ajouter à cette liste Legendre, de regrettable mémoire, et M. le docteur Bouchut.

champ d'observation ; heureux si ce cours, au lieu d'être temporaire, devenant durable, je pouvais dire avec Henke : « Aussi longtemps que la Providence nous conservera la « vie, l'activité d'esprit et la santé, nous continuerons à « faire des recherches, à recueillir des observations et à « étendre la portée de notre expérience sur la nature et le « traitement des maladies des enfants. »

Les premières fois qu'un jeune praticien se trouve en face d'un enfant malade, il est fort embarrassé, et le diagnostic des maladies infantiles lui semble plein de difficultés. Ces difficultés sont, en effet, sérieuses, parce qu'elles sont de plus d'un genre ; elles proviennent, 1° du malade lui-même, 2° de la maladie ; de telle sorte qu'il est difficile non-seulement de constater les phénomènes, mais encore de les interpréter sûrement .

Reprenons ces deux points .

Et d'abord, dans les premières années de la vie, les enfants ne sauraient traduire leurs souffrances par le langage, ni, à plus forte raison, rendre compte des sensations qu'ils éprouvent. L'*infans* proprement dit *non fatur* ; il n'a que le cri à sa disposition, et s'il en use beaucoup, ce n'est pas pour la plus grande facilité de la diagnose médicale ; chez le nouveau-né, chez l'enfant à la mamelle, le cri est presque une fonction, et il semble appartenir plus à la santé qu'à la maladie : l'enfant, *flens animal cœteris imperaturum*, exprime, en criant, ses sensations et ses besoins : le froid et le chaud, le mouvement et le repos prolongé, la faim surtout, le font crier, et aussi déjà la colère, la méchanceté, un esprit inné de despotisme :

Et du fond des berceaux le *monde* est gouverné,

disait hier un poëte (le *monde de la famille*, s'entend).

Comment distinguer le cri morbide? En ce qu'il est plutôt une plainte, un gémissement, d'ordinaire sans pleurs; en ce qu'il est non soutenu, entrecoupé, parfois altéré dans son timbre, voilé, éteint, ce qui est ordinairement d'un pronostic fâcheux. Un praticien exercé aux maladies des enfants nouveau-nés, peut bien tirer de ces caractères du cri quelque induction relative à l'état de souffrance de l'enfant, mais nullement une conclusion tant soit peu certaine sur le siége ou la nature de cette souffrance.

Plus tard, sans doute, lorsque l'enfant commence à comprendre et à parler, il peut fournir au médecin quelques renseignements utiles et répondre quelque peu, surtout à qui sait l'interroger; peut-être signalera-t-il avec la main le siége d'une douleur; mais, à moins d'être assez avancé en âge et en raison, plus souvent il vous trompera sur ce siége, indiquant assez volontiers les dents pour la bouche ou pour la gorge, le ventre pour le bas de la poitrine; quelquefois il dira des noms de maladie qu'il a entendus et qu'il répète, mots vides de sens pour lui, comme ils doivent être pour vous sans signification.

Peut-être, dans une pleurésie, mettra-t-il la main sur un côté du thorax (pas toujours sur le côté affecté); mais comment distinguer le lieu précis d'une souffrance si vaguement accusée, ses caractères, ses modifications par le mouvement et la toux? Que s'il s'agissait d'une névralgie (affection d'ailleurs très-rare chez les jeunes sujets), allez donc à la recherche du siége positif du mal; allez interroger l'enfant sur les différences de la douleur dans le trajet du nerf, sur les points d'émergence et sur ceux de renforcement !

L'observation, chez les petits malades, est presque nécessairement incomplète, et, par suite, elle conduit souvent à l'erreur. Si l'enfant est très-jeune, la présence du médecin l'agite et l'effraye : sa figure rougit, sont pouls et sa respiration s'accélèrent ; il crie et fuit l'examen. Si vous parvenez à le calmer, ou si, dès l'abord, il est resté tranquille sous l'œil du docteur, hâtez-vous, car, en tous cas, il ne supportera guère une longue exploration ; quelques enfants gâtés (et ne le sont-ils pas tous !) se refusent même complétement et avec obstination à l'examen : à peine vous sera-t-il possible d'entrevoir un visage qu'ils détournent ou cachent entre les mains et qui est encore, plus altéré par la colère que par la maladie ; tout au plus vous sera-t-il permis d'inspecter rapidement la surface du corps, et, par le palper du ventre ou de la poitrine, de prendre une idée de la chaleur fébrile. J'ai souvenance d'un petit prince napolitain auprès duquel, il y a quelques vingt ans, j'avais été placé en surveillance par Guersant. Le prince était visité quotidiennement par trois médecins (un anglais et deux français), et, pas une seule fois, il ne permit à ses consultants de lui tâter le pouls et de l'examiner. Quant à moi, il ne m'était accordé de le surveiller qu'à distance, d'une chambre voisine : « Nous le pansâmes, et Dieu le guarit. »

Il est vrai qu'à cette investigation forcément imparfaite supplée la vigilante attention des mères ; comme leur tendresse et leur instinct en font de bons observateurs ! avec quelle sollicitude elles regardent, avec quelle pénétration elles voient, avec quelle sûreté de mémoire elles mentionnent les plus minutieux détails qu'elles ont notés et qui éclairent notre jugement ! Et ce sont mêmes soins, même exactitude pour veiller à l'exécution rigoureuse des prescriptions médicales, pour en constater les effets et les signaler. Guersant, dans sa longue pratique, avait été plus que tout autre, frappé de ces services rendus par les mères à la saine observation, à la séméiotique des affections du

premier âge ; dans un de ses écrits, il insiste sur les secours qu'il en a reçus pour la diagnose et le traitement des
maladies des enfants, et, d'un cœur ému, il les remercie
de leur tendre et éclairée collaboration.

Nous avons dit que d'assez grandes difficultés pour le
diagnostic des affections de l'enfance provenaient de la
maladie elle-même, la pathologie infantile présentant des
différences notables avec celle des autres âges. Signalons
ces différences :

1° Les nouveau-nés et les enfants à la mamelle ont leurs
maladies spéciales, l'érysipèle de l'ombilic, le sclérème,
et un peu plus tard, l'hydrocéphalie, l'asthme thymique
ou spasme de la glotte.

2° Quelques affections, qui sont rares chez l'adulte, sont,
au contraire, si communes chez les enfants, qu'on peut les
considérer comme particulières aux premières périodes
de l'existence : de ce nombre sont les convulsions et les
contractures, les fièvres éruptives, la coqueluche, le croup,
le rachitisme, la scrofule, les affections vermineuses.

3° D'autre part, certaines maladies, fréquentes à tous
les âges, ont quelque chose de spécial chez les jeunes
sujets, par leurs formes ou leur siége différents : ainsi la
pneumonie lobubaire, au lieu d'être lolaire ; les tubercules
généralisés, au lieu d'être localisés à la poitrine ; ainsi la
phthisie bronchique, la méningite granuleuse, etc.

4° C'est aussi par leur expression phénoménale que les
maladies de l'enfance se distinguent de celles des adultes,
et une symptomatologie insolite déroute l'observateur. Par
suite d'un consensus plus rapide et plus marqué de tout
l'organisme, l'affection la plus légère peut, chez l'enfant,
revêtir l'apparence la plus grave ; c'est, par exemple, au
milieu d'une explosion fébrile exagérée que l'on voit sur-

venir soit simplement une fièvre éphémère, ou une fièvre éruptive qui restera sans gravité ; soit une phlegmasie légère, telle qu'une amygdalite ; ou, moins que cela, une simple hypérémie, les oreillons ; moins encore, un trouble fonctionnel, l'indigestion.

Par suite encore de la prédominance d'un système nerveux très-impressionnable, toute phlogose peut prendre la forme spasmodique, et la laryngite simple devient ainsi striduleuse ou pseudo-croupale.

En raison des sympathies multiples qui, dans l'enfance, plus qu'en aucun autre âge, relient entre elles les fonctions les plus éloignées, toute fièvre très-intense peut s'accompagner de convulsions, toute maladie débuter par des vomissements ; et les accidents de la dentition, l'entérite folliculeuse ou la diarrhée cholériforme (le *choléra infantûm*), se montreront fréquemment avec le type cérébral.

On comprend quelles difficultés ces caractères trompeurs apportent au diagnostic.

5° Inversement, les maladies des enfants, comme celles des vieillards, sont souvent latentes ; ce rapprochement avait été signalé par Guersant et développé par lui d'une manière complète ; bornons-nous à quelques indications .

De même qu'on voit, au déclin de la vie, la maladie la plus grave ne se démasquer qu'après avoir fait déjà d'irréparables dommages, ainsi l'on voit fréquemment, dans l'enfance, la méningite tuberculeuse débuter par d'insignifiants malaises, par des phénomènes d'embarras gastrique et par une période plus ou moins longue d'une insidieuse bénignité ; les affections du cœur s'aggraver de jour en jour et altérer de plus en plus l'organe, en troublant à peine la fonction : que de fois vous aurez l'occasion de constater un bruit de souffle caractéristique d'une endocardite incurable, sur des enfants qui présentent l'apparence de la plus parfaite santé, qui jouent, courent avec le même entrain que leurs camarades, sans éprouver le moindre essoufflement, sans se plaindre de la plus légère palpitation.

Souvent des fièvres éruptives débuteront presque sans prodromes, et des angines, bientôt mortelles, sans douleur.

Il nous arrivera parfois de trouver à l'autopsie un empyème abondant ou une hépatisation du poumon étendue, sans que se soient montrés les phénomènes propres aux affections thoraciques aiguës, masqués qu'ils étaient par une maladie première.

Et de même, chez certains sujets, la nécropsie nous révèlera, dans le cerveau, des tubercules dont la masse indique suffisamment l'époque reculée du début, et qui pourtant ne se sont manifestés que par de tardifs accidents du côté des centres nerveux.

Ces difficultés de la séméiotique infantile ne sont que trop réelles; mais il ne faudrait pas non plus les grossir outre mesure : le docteur West compare les jeunes médecins qui visitent pour la première fois une salle d'enfants malades à des voyageurs qui arrivent dans un pays inconnu et ne peuvent en comprendre ni le langage ni les mœurs ; il y a là quelque exagération ; et, pour suivre la comparaison de notre éminent confrère d'outre-Manche, nous vous dirons que cette terre, cette langue et ce petit monde nouveaux vous seront bientôt connus, si vous apportez un bagage suffisant de bonne volonté et de notions antérieures sur la pathologie des autres âges ; il ne faudrait pas non plus présenter la pathologie infantile comme un composé d'énigmes médicales, dont les spécialistes auraient seuls la clef.

Bien plus, je prétends qu'il y a des cas où le diagnostic est plus facile chez les enfants que chez les adultes, pour peu qu'on ait déjà une certaine pratique de ces affections de l'enfance, et surtout qu'on ait quelques notions exactes sur le degré de leur fréquence. Si, dans la plupart des cas, le problème séméiotique à résoudre est plus complexe, dans certains autres il est, au contraire, plus simple. Expliquons-nous par des exemples.

Supposons une hémiplégie survenue brusquement chez un enfant : quelle en est la cause anatomique? Une hémorrhagie cérébrale simple? Mais l'apoplexie, si commune dans la vieillesse, est exceptionnelle dans l'enfance. — S'agit-il d'un ramollissement idiopathique du cerveau? Mais le ramollissement cérébral, qui est aussi une maladie du vieillard, est, chez l'enfant, presque toujours symptomatique d'une tumeur cérébrale. — Or, quelle est la nature de cette tumeur? Est-ce une exostose syphilitique? Mais la syphilis tertiaire est très-rarement observée dans l'enfance. — Est-ce une tumeur cancéreuse? Mais les exemples de cancer du cerveau sont encore plus exceptionnels. — Il est, au contraire, un produit morbide qui, dans les premières années de la vie, se dépose avec une désolante fréquence dans tous les organes : c'est le tubercule, lequel se développe d'une manière relativement commune dans le centre nerveux encéphalique des jeunes sujets; de sorte que, de déductions en déductions, on arrive à diagnostiquer une hémiplégie dont la cause première est une tumeur tuberculeuse, et la cause seconde une hémorrhagie ou un ramollissement symptomatiques.

Autre exemple. Considérez maintenant un sujet pâle, amaigri, dont les digestions sont mauvaises, accompagnées de régurgitations, de vomissements, de coliques, de diarrhée et de constipation alternatives, ainsi que de développement notable du ventre; si c'est un adulte, vous aurez à rechercher s'il s'agit d'une gastrite chronique, d'un cancer de l'estomac ou de l'intestin, d'une péritonite chronique, simple ou tuberculeuse ; chez l'enfant, ces mêmes troubles des voies digestives indiqueront presque certainement une péritonite tuberculeuse.

C'est encore au tubercule que vous devrez penser, si vous avez reconnu, chez une petite fille de quatre à douze ans, l'existence d'une tumeur de l'abdomen ; car l'anatomie pathologique a démontré qu'à cet âge une tumeur à forme irrégulière et qui n'est point évidemment constituée par une hypertrophie du foie ou de la rate, est à peu près exclusivement un agrégat de matière tuberculeuse, qui a induré des portions d'épiploon, de mésentère, avec une semblable dégénérescence des glandes mésentériques. Le médecin reconnaîtra bien vite à ces caractères la maladie appelée carreau, tandis qu'il hésiterait à se prononcer entre un grand nombre de tumeurs abdominales de nature fort diverse, si la malade était une femme adulte.

Voyez combien, d'un côté, les éléments du problème pathologique sont simples et de facile solution, et combien, d'un autre côté, celle-ci est rendue difficile par la multiplicité des éléments morbides, éléments qui sont parfois si nombreux chez l'adulte et principalement chez le vieillard, dont les maladies se greffent les unes sur les autres et se masquent réciproquement.

La notion du degré de fréquence de telles ou telles affections de l'enfance et de la rareté de telles autres sera, comme dans les cas dont je parlais tout à l'heure, un des éléments les plus importants du diagnostic, et le *calcul des probabilités* aura, dans quelques circonstances données, une immense valeur et l'une de ses applications les plus vraies et les plus utiles.

Étudions donc avec soin et à fond toutes ces **difficultés**, et vous verrez que parfois elles sont plus **apparentes que réelles.**

·. Étudions et observons avec une attention soutenue : le médecin le meilleur, c'est le plus attentif, parce qu'il est le moins exposé à se tromper, et, dans la médecine des enfants, la pente vers l'erreur est très-facile.

Rapide est la marche des affections infantiles, et, en quelques heures, des changements funestes peuvent s'opérer. Il faut, en conséquence, visiter les petits malades plusieurs fois par jour. Ce qui contribue le plus à la solide instruction de nos excellents internes, c'est qu'ils sont à même d'observer aux différentes heures de la journée et même de la nuit, lorsqu'il s'agit d'une de ces affections redoutables, comme les convulsions, le croup avec accès suffocants, où la vie est menacée directement, où la mort peut être subite. Le docteur West recommande, pour la pratique de la ville, de faire trois et quatre visites par jour, et même davantage ; pour les très-graves maladies que je viens de citer, le conseil est bon ; pour les autres, le médecin devra consulter la position plus ou moins critique du patient et aussi la bourse de ses clients. Rappelez-vous toutefois que, dans l'intérêt du malade et dans le vôtre, le trop de visites vaut mieux que le pas assez : votre réserve, votre délicatesse à cet égard pourraient être taxées de négligence, surtout si la terminaison est fatale ; l'excès, au contraire, et même l'abus seront volontiers, surtout si la guérison a lieu, regardés comme du dévouement. Croyez-moi, ce dernier avis est tout à fait pratique.

Certaines qualités sont plus particulièrement requises chez le *médecin des enfants* : il devra être sagace, prompt à porter un jugement sûr et fondé sur l'expérience ; il devra être patient et doux : qu'il ait l'art d'aborder ses petits malades, qu'il leur sourie, qu'il s'accommode à leur langage et se prête même à leurs jeux. Qu'il aime les enfants (s'il en a, il n'en gagnera que mieux le cœur des mères); qu'il soit affable, bon; qu'il ait, comme on l'a dit de Guersant et comme on le peut dire de M. Blache, qu'il ait *le cœur maternel*.

Le praticien savant et expérimenté qui possède l'heureux assemblage de ces dons de l'esprit et de ces qualités morales sera le médecin des enfants par excellence : que de services il rendra aux familles, à la société, en protégeant contre la maladie ces frêles existences! Combien de maux assiégent l'enfant, et combien de soins sont nécessaires pour assurer sa conservation! Combien il importe d'étouffer dans leur germe les maladies qui naîtront plus tard! Quelques affections des autres âges commencent dans l'enfance, ainsi que l'a dit Stahl : « Tanquàm fecundos radices ad subse- « quentes etiam ætates extendunt, et malos suos fructus « pertinaci continuitate protrudunt. » West a dit de même que les maladies de l'enfance troublent le présent et l'avenir, et il donne pour exemple les convulsions essentielles et le rachitisme.

Que le médecin obéisse toujours à ce sentiment de compassion pour ses petits malades, si bien exprimé dans ce passage de Jean-Jacques : « Y a-t-il au monde un être plus « faible, plus misérable, plus à la merci de tout ce qui « l'environne, qui ait si grand besoin de pitié qu'un en- « fant? ne semble-t-il pas qu'il ne montre une figure « aussi douce et un air si touchant qu'afin que tout ce qui « l'approche s'intéresse à sa faiblesse et s'empresse à le « secourir. »

Concluez avec moi, Messieurs, que cette étude des maladies de l'enfance doit parler à l'esprit et au cœur du médecin.

DEUXIÈME LEÇON.

DE L'EXPLORATION CLINIQUE ET DE LA SÉMÉIOLOGIE.

Avant d'entrer dans la description particulière des *maladies de l'enfance*, il est indispensable de savoir comment il faut procéder à l'*examen clinique*, objet d'étude d'autant plus important qu'il diffère beaucoup de celui qui est usité pour les adultes. Quoiqu'on ne puisse pas tracer une méthode unique et toujours la même pour cet examen, cependant il y a des règles générales à suivre ; en accueillant les résultats de l'observation et de l'expérience de vos devanciers vous arriverez, Messieurs, plus sûrement et plus directement au but que vous vous proposez, car vous saurez alors ce qu'il faut rechercher auprès des petits malades, et ce qu'il convient d'écarter de vos préoccupations.

EXAMEN CLINIQUE. — L'*examen clinique* ne comprend pas seulement l'examen direct du corps du petit malade, soit dans son état physique, soit dans son état fonctionnel. La maladie qu'il s'agit de constater et dont il faut déterminer la nature, s'est annoncée par des phénomènes qui sont passés ; elle a une origine dans des causes qu'il s'agit de trouver, ou une racine dans la constitution du jeune sujet lui-même. Il y a, en un mot, un groupe de renseignements commémoratifs à recueillir, qu'il ne faut pas négliger et qui aideront de la manière la plus efficace dans le diagnostic.

C'est donc tout d'abord sur cette question des *commémoratifs* que je veux fixer votre attention.

En ville, les renseignements seront complets ; souvent même ils seront donnés avec trop de détails, ainsi qu'il advient presque toujours dans la médecine des grandes personnes ; et il sera nécessaire de modérer la prolixité de langage des parents et de faire un choix parmi les faits qui seront rapportés. Du reste, il ne sera pas inutile de vous rappeler le précepte donné pour tout examen clinique : c'est le médecin qui doit diriger l'interrogation (1).

A l'hôpital, les renseignements feront généralement défaut, ou, du moins, ils seront fort incomplets. Tâchez cependant de savoir, par les personnes qui présentent l'enfant, quand le mal a commencé. Lorsque, plus tard, il s'agira de recueillir l'observation, il sera indispensable de compléter ces données en interrogeant avec plus de rigueur les parents sur la date exacte ou le jour du début de la maladie, sur la marche des symptômes, et vous rechercherez aussi quelles ont été les affections antérieures, notions qui peuvent vous éclairer sur la maladie actuelle. Quoique celle-ci doive faire varier les questions relativement aux affections antécédentes, vous devrez vous enquérir avant tout si l'enfant a échappé aux maladies du premier âge (rougeole, coqueluche, etc.), ou s'il en a été atteint déjà, ces maladies n'étant que par exception sujettes à récidive.

De plus, vous vous informerez, avec réserve toutefois, de la santé des parents, pour voir si l'enfant n'est pas sous le coup d'une influence héréditaire, et s'il n'y a pas une filiation quelconque entre la maladie qu'il présente et

____

(1) Sachez pourtant écouter (c'est la moitié du talent de certains praticiens), et pour que plus tard on n'ait point de reproches à vous faire, accueillez avec empressement, au moins en apparence, tous les éclaircissements qu'on vous donne, fussiez-vous persuadés qu'ils ne vous éclaireront pas beaucoup.

celles que les ascendants ont pu avoir (ainsi les affections syphilitiques, les dartres, la tuberculisation).

Je viens de vous dire qu'il fallait mettre de la réserve dans cette recherche. D'abord vous rappelez de douloureux souvenirs à une mère en lui demandant si elle a déjà perdu des enfants, et vous pouvez lui donner à penser qu'il s'agit, une seconde fois, de la maladie qui lui a ravi un premier enfant. D'autre part, ces questions paraîtraient souvent indiscrètes et seraient importunes : on est peu disposé à se reconnaître coupable d'une transmission morbide par hérédité : la plupart veulent être de bonne race, forte et saine : pour les parents, règle générale, tous les enfants sont beaux et intelligents par droit de naissance, et l'accoucheur d'abord, puis le médecin, sont forcés de caresser ces illusions et de proclamer ce droit. La mère n'entend point que son fils naisse faible : je me souviens d'avoir été appelé auprès d'un jeune héritier, né avant terme, petit et grêle, et déjà amaigri par la diarrhée (il n'était âgé que de dix jours); le père seul étant près du berceau, je me risquai à insinuer timidement que l'enfant ne me semblait pas très-fort : « Ah ! docteur, ne le dites pas à la mère ! » me fut-il recommandé vivement.

Rappelez-vous, jeunes praticiens, que ces mêmes parents n'acceptent pas qu'il puisse y avoir des rachitiques, des scrofuleux, des tuberculeux, dans leur famille, et rayez ces trois mots de votre vocabulaire pathologique : quelques-uns s'indignent même au soupçon de quelque vice héréditaire ; voici à ce propos une petite anecdote :

MM. Guersant, Auvity et Blache visitaient une petite fille atteinte de coqueluche; l'enfant allait de mal en pis et se tuberculisait évidemment ; un jour, M. Auvity exprima tout haut des inquiétudes, disant qu'il était à craindre que la coqueluche ne fût compliquée de phthisie : « Il n'y a point de poitrinaires dans notre famille, » lui fut-il répondu avec indignation, et, le lendemain, les trois médecins étaient remerciés. Un quatrième fut mandé ; il soigna l'enfant, se tut sur la diagnose, se tut sur le pronostic ; aussi conserva-t-il son client, jusqu'à la mort inclusivement : car il fut chargé de l'autopsie, et, fidèle à son système, il décrivit avec détails, dans son procès-verbal, la disposition des produits organiques du poumon sans prononcer le nom de tubercules : dans les cas de ce genre,

« Imitez *du docteur* le silence prudent. »

A l'hôpital, il ne faut jamais manquer de s'assurer, *de visu*, si l'enfant a été vacciné. Guersant n'y manquait jamais, et j'ai pris de lui cette habitude très-salutaire pour les jeunes sujets : c'est que la négligence, en ce point, peut coûter la vie à un enfant qui était entré à l'hôpital pour une affection légère. La variole et la varioloïde règnent fréquemment dans les hospices et hôpitaux d'enfants, et elles peuvent venir compliquer la maladie primitive, la rendre plus grave et même mortelle; parfois nous les voyons se développer et exercer leur influence fatale avant qu'on ait eu le temps de se procurer du vaccin.

Il importe aussi de constater l'*âge*, au point de vue du diagnostic et surtout du pronostic.

D'abord, sachant quel est l'âge du jeune sujet que vous examinez, vous jugez de suite si son développement physique général est ce qu'il doit être, si ce développement est précoce, si, au contraire, il n'est pas retardé, ce qui est beaucoup plus commun. Si l'enfant ne marche pas à l'époque où il devrait le faire (entre douze et dix-huit mois); si la dentition est en retard (la première dent doit paraître entre sept et neuf mois, et la dentition être complète à deux ans, deux ans et demi), vous aurez à craindre un commencement de rachitisme.

En se rappelant la fréquence relative de certaines maladies selon les âges, on arrivera plus facilement au diagnostic dans les cas où les symptômes sont ambigus, incertains. Un enfant de deux ans présente des phénomènes que l'on pourrait rapporter à une fièvre typhoïde ou à une méningite : sachant que la première de ces affections est très-rare et la seconde assez fréquente dans cette période de la vie, on sera plus autorisé, d'après cette seule considération, à croire à l'existence d'une méningite, laquelle sera presque toujours tuberculeuse.

M. Rilliet conseille de s'informer en même temps de l'âge des parents lors de la conception, et de rechercher si l'enfant n'est pas issu d'un mariage entre consanguins ; médiocre est l'utilité de ces questions : les résultats de semblables causes se manifestent surtout après plusieurs générations et sur un ensemble d'individus ; de telles recherches intéressent sans doute le naturaliste philosophe qui voudrait étudier l'abâtardissement et la dégénérescence de l'espèce humaine ; le médecin pourra faire une enquête en ce sens pour élucider certains problèmes pathologiques spéciaux, celui de la surdi-mutité, par exemple ; mais cette enquête devra être dressée en temps opportun, c'est-à-dire en dehors de la période de maladie, et non point sur tous les sujets dans le cours de leur affection.

En général, il n'y a pas de questions à faire sur la *profession ;* ce n'est que par exception que les enfants d'un certain âge sont employés comme apprentis dans des métiers dont l'exercice engendre des maladies spéciales ; cependant nous aurons occasion de rencontrer des exemples de colique de plomb chez les jeunes sujets qui travaillent dans les imprimeries.

Vous aurez à vous renseigner sur les *conditions hygiéni-*
ques : elles ont toujours été bien mauvaises pour les pauvres enfants que l'on amène à l'hôpital ; mais il y a des
degrés dans le mal de la misère et dans son action morbifique.

Nous ajouterions volontiers à ces renseignements pré-
judiciels ceux qui résultent de la connaissance du *tempé-*
rament, si le tempérament n'était pas difficilement appréciable. Et d'ailleurs la plupart des enfants sont blonds et
d'apparence un peu lymphatique. Il est bien plus important d'avoir des notions précises sur la *constitution* et sur
le degré d'embonpoint, et l'on en juge par la figure et les
bras du petit sujet.

Les considérations précédentes sont toutes relatives au
malade ; il en est d'autres qui en sont indépendantes et
sur lesquelles la pensée du médecin doit être néanmoins
constamment arrêtée : je veux parler des *constitutions sai-*
sonnières, des *épidémies*, de ce que l'on a nommé le *génie*
épidémique. Ainsi, chez les enfants comme chez les adultes,
les maladies des voies respiratoires sont plus fréquentes
dans la saison froide et pluvieuse : alors prédominent les
grippes, les coqueluches, les affections catarrhales, les
croups et les angines simples ou couenneuses. Pendant la
saison chaude, au contraire, ce sont les affections de l'abdomen, les entérites légères ou graves, et surtout la dys-
senterie.

A un moment donné, on pourra prévoir l'apparition de
certaines maladies : si la journée a été froide, avec brouil-
lards ou vent aigre, il est probable que la nuit suivante
verra naître des cas de faux-croup. D'autres fois, et sans
qu'aucune condition météorologique puisse en donner
la raison, on constate un grand nombre d'exemples d'une

même maladie qui se montre sous forme épidémique, comme la *fièvre typhoïde*, les *fièvres éruptives*, les *oreillons* et la *diphthérite*, qui, bien que plus commune dans les mois d'hiver, se développe quelquefois aussi épidémiquement au printemps et en été. Pendant le règne de ces diverses épidémies, quelques symptômes même légers de l'affection prédominante devront éveiller votre attention, et, avec ces seuls indices, vous pourrez parfois en deviner la manifestation.

Au point de vue de la recherche étiologique des maladies infantiles, je ne saurais signaler avec assez d'insistance *trois causes* dont l'action pathogénique s'exerce avec le plus de fréquence et le plus de puissance : le froid, la contagion, et un état morbide antérieur.

1° On peut affirmer qu'un grand nombre d'affections chroniques et l'immense majorité des affections aiguës des enfants sont produites par le froid : tout le monde sait que, comme les jeunes animaux isolés de leur mère, le nouveau-né perd rapidement sa température propre : aussitôt après la naissance, cette température est, ainsi que je l'ai constaté expérimentalement, supérieure à celle de la mère d'un demi-degré et même d'un degré : elle dépasse 37° (1) ; puis, dans les quelques minutes qu'exigent les premiers soins, elle descend de 2 degrés pour remonter ensuite à 37° (moyenne physiologique), quand la frêle créature a été réchauffée et enveloppée dans ses langes. C'est dans ces premières heures de la vie que le nouveau-né, s'il manque des soins multipliés que réclament sa nudité et sa faiblesse, comme il advient aux enfants pauvres, contracte des phlegmasies mortelles des voies

_____

(1) Il faut, bien entendu, excepter les enfants très-chétifs et les avortons, dont la température est parfois de 34° et même de 32° seulement.

respiratoires, et que survient le sclérème dans les hospices d'Enfants-Trouvés.

De même, dans les années suivantes, le passage du chaud au froid par l'exposition à l'air extérieur dans la saison rigoureuse ; le refroidissement, à la promenade, de l'enfant porté sur les bras et immobile ; celui de l'enfant plus âgé, dont la transpiration, provoquée par un exercice ou des jeux désordonnés, s'est arrêtée brusquement, détermine des maladies des organes respiratoires.

2° On s'enquerra pareillement si le jeune sujet qu'on observe a été soumis à l'influence d'une maladie contagieuse, les affections de cette nature se propageant avec facilité chez les enfants en raison de leur vie commune et de leur association dans les plaisirs et les travaux de leur âge.

3° On recherchera enfin si la maladie actuelle a surpris l'enfant bien portant, ou si elle doit, au contraire, être rattachée à un état morbide antérieur. En effet, dans l'enfance, certaines maladies succèdent fréquemment à d'autres, comme par une espèce de filiation pathologique. Ainsi, le coryza mène à la laryngite et à la bronchite, et celle-ci à la pneumonie, par affinité de tissu ; ainsi, dans les hôpitaux d'enfants où sont en permanence des *contages* de toute espèce, à la rougeole succède la scarlatine, et à celle-ci la variole, par une affinité de nature. Ainsi encore, par une sorte d'attraction morbifique, la scarlatine appelle l'angine couenneuse, et celle-ci le croup, de même que le catarrhe de la rougeole et de la coqueluche aboutit quelquefois à la tuberculisation pulmonaire.

L'attention du médecin a dû, jusqu'à ce moment, se porter sur des faits d'un ordre particulier, non pas étrangers à la maladie, mais au moins antérieurs à son développement (ce sont les *antécédents*) ; puis sur les causes qui l'ont déterminée. Il a été nécessaire de les recueillir pour préparer en quelque sorte le diagnostic : complétons-le maintenant par l'examen direct, par l'*exploration clinique*.

Dans quel ordre faut-il procéder ?

Faut-il, comme on l'a conseillé pour l'adulte, examiner l'enfant malade *à capite ad calcem* ?

Cette méthode, d'une lenteur extrême (1), a, de plus, l'inconvénient de séparer ce qu'il faut réunir et de rapprocher ce qu'il faut séparer. Elle n'est utile que si l'on tient à ne rien oublier.

Il vaut mieux procéder fonction par fonction, en commençant par les plus importantes, ou par celle que l'on croit compromise, en raison d'un phénomène saillant qui vient de vous frapper. Cependant, il faudra les passer toutes en revue, afin qu'une *maladie latente* ne vous échappe point. Les maladies, chez les enfants, pouvant être multiples, il ne faudra pas se contenter d'un premier aperçu,

---

(1) Lors de la première et terrible épidémie de choléra en 1832, les malades furent transportés d'abord à l'Hôtel-Dieu exclusivement et placés dans une salle spéciale; alors externe à la Charité, je me hâtai, comme la plupart des élèves et des médecins, d'aller voir ces premiers exemples d'une maladie nouvelle. Je me souviens que le très-vénéré médecin de la salle, curieux d'étudier à fond le fléau inconnu, pour le combattre plus sûrement, employait la méthode *à capite ad calcem*; et pendant qu'il dressait longuement (et avec courage) son minutieux procès-verbal, à chaque instant on réclamait ses prescriptions pour des entrants nouveaux, cas foudroyants où la mort devançait l'examen clinique et tout secours médical ; parfois l'explorateur trop consciencieux n'avait pas le temps d'arriver jusqu'à *calcem*, et le clinicien n'en était encore qu'à l'examen de la poitrine ou du ventre que déjà il n'y avait plus à faire que l'anatomie pathologique du choléra.

et l'on devra examiner de plus près, alors même que l'on croirait être arrivé au diagnostic.

Chez les enfants, qui ne permettent pas une observation complète, il faudra souvent commencer par la fonction troublée, et, au contraire, finir par elle dans le cas où l'examen en serait difficile : exemple, l'inspection de la gorge.

A l'égard des nouveau-nés et même des enfants qui n'ont pas l'âge de raison, il est important, et cela a été recommandé avec une très-grande justesse, de les examiner *en deux temps*, c'est-à-dire dans deux conditions différentes, *pendant le sommeil et pendant la veille*. En effet, dans le sommeil, certaines fonctions s'exécutent plus normalement : le pouls est moins accéléré, la respiration plus calme, la coloration de la face et même l'expression sont plus naturelles.

Mais occupons-nous principalement de la séméiotique des malades que nous observerons dans cet hôpital, où l'on ne reçoit que des enfants âgés de deux à quatorze ans.

Chez les sujets qui ont dépassé les deux premières années, et surtout chez ceux dont on redoute l'indocilité, l'examen pendant le sommeil a également des avantages. Ce sera le moment de recueillir les commémoratifs dont nous parlions tout à l'heure, et des détails précis sur le début de la maladie actuelle et sur la marche des premiers accidents, afin de régulariser et de faciliter l'exploration au réveil.

Le sommeil des enfants est, en général, assez profond pour que l'on puisse faire quelques explorations locales sans les réveiller. On peut, par exemple, si l'on suppose l'existence d'un exanthème, inspecter la face, la région du cou, les bras et même les autres parties de la surface du corps. En soulevant avec précaution l'enfant dans son lit et le plaçant dans la position assise, on peut aussi l'*ausculter*.

Bien plus, chez des enfants pour lesquels j'avais été mandé parce qu'ils avaient été pris de toux croupale, j'ai pu pareillement les faire asseoir, introduire une cuiller dans la bouche, et explorer rapidement la région du pharynx. Le petit malade se réveillait, à la vérité, mais il se rendormait aussitôt, et n'avait plus, le lendemain, souvenance de cette opération.

Spécifions, à présent, les détails particuliers à l'examen clinique de chaque fonction.

Il est bon de commencer (si l'enfant le permet) par l'exploration de l'*habitude extérieure*.

L'*habitude extérieure* comprend l'*attitude*, le *facies* et l'état de la *surface du corps*.

1° ATTITUDE.

En santé, l'enfant garde indifféremment dans son lit toute espèce de positions, lesquelles seraient incommodes pour l'adulte. C'est ainsi qu'il dort dans une position tout à fait horizontale, et, parfois, la tête plus basse que les pieds, sur le côté, sur le ventre. Quelques-uns reposent le tronc fléchi en avant, la tête appuyée sur les genoux, posture qui s'explique par la souplesse des articulations vertébrales et par la laxité de celles des hanches.

En maladie, l'enfant pourra semblablement garder les mêmes positions : tandis que, chez l'adulte alité, l'état morbide détermine souvent un changement de l'attitude naturelle, c'est dans certains cas seulement que l'enfant est forcé de prendre une attitude spéciale. Dans les affections très-aiguës de poitrine, où il y a une grande gêne de la respiration, et surtout dans la péricardite, il se tiendra habituellement dans le décubitus dorsal, la tête et le tronc un peu relevés. Dans celles où il y a menace de suffocation, il se dresse, par intervalles, sur son séant, ou se jette avec force, comme éperdu, en arrière, en avant, sur le côté. Ainsi, dans le croup, la coqueluche, d'alité qu'il était, il se redresse tout à coup, et, dans les quintes, il prend un point d'appui sur les objets environnants.

Pour peu que l'affection dont il est atteint, quelle qu'en puisse être d'ailleurs la nature, soit aiguë et accompagnée d'une fièvre intense, éveillé ou même dormant, il est agité et change incessamment de place ; il projette de droite et de gauche ses bras et même ses jambes, soit en raison de l'agitation fébrile, soit pour se dérober à la chaleur du lit et se soustraire au poids des couvertures. D'autres fois, au contraire, comme l'adulte, il se tient immobile ; c'est ce qui a lieu dans certaines affections où le mouvement accroîtrait la douleur, telles que la péritonite, le rhumatisme des membres et celui des muscles du col, etc. Dans le torticolis, il reste sans bouger, couché sur le dos, ou bien il se tient sur son séant, tranquille, la tête droite ou inclinée sur le côté, et, lorsqu'il veut regarder un objet voisin, il se tourne tout d'une pièce ; même posture dans l'arthrite cervicale.

Il reste également immobile, en décubitus dorsal et le corps affaissé, dans la fièvre typhoïde, dans la période comateuse de la méningite, dans les états typhiques où domine l'adynamie, et dans toutes les affections avec perte de connaissance : ainsi dans la pneumonie typhoïde, dans le *choléra infantûm* et dans la dernière période des affections cérébrales.

Quelquefois, dans ces mêmes affections, la tête est agitée régulièrement, de droite et de gauche, par un mouvement de va-et-vient pendant lequel l'occiput frotte incessamment sur l'oreiller jusqu'à faire tomber les cheveux, et même, dans des cas très-rares, jusqu'à rougir et ulcérer le cuir chevelu.

D'autres fois, la tête déprime fortement l'oreiller, renversée en arrière par les convulsions de la méningite spinale.

Pour reconnaître si la locomotion s'accomplit avec intégrité et régularité, on fera marcher l'enfant : on constatera ainsi l'existence des paralysies dites essentielles, qui sont assez communes dans l'enfance, des paraplégies plus ou moins complètes, des hémiplégies ; ces paralysies, lorsqu'elles surviennent dans le cours de la première année de la vie, alors que l'enfant est tenu constamment sur les bras, échappent à l'observation, et c'est seulement quand on veut lui faire faire les premiers pas qu'on les découvre. De même on reconnaîtra la titubation et la tendance au recul déterminées par des tubercules du cervelet ; la démarche de l'enfant atteint de carie vertébrale, le cou roide, le dos voûté, le tronc projeté en avant, ainsi que la claudication par coxalgie. On s'apercevra également de la boiterie unilatérale des chorées hémiplégiques, de la marche des rachitiques, qui ressemble à celle des femmes grosses, et du balancement bilatéral régulier des jeunes sujets affectés de double luxation congénitale des fémurs.

2° FACIES.

Sans attacher aux signes présentés par le facies l'importance qu'ils avaient dans l'antiquité et jusqu'à l'époque où furent trouvés des modes d'exploration physique bien autrement précis et certains, tels que l'auscultation et la percussion, il faut bien reconnaître que l'étude de la physionomie malade a une valeur réelle dans la séméiologie infantile.

Jadelot en avait fait un art dont il vantait beaucoup l'utilité. La plupart des maladies se reconnaissaient, suivant lui, à des lignes et à des traits particuliers du visage. Ce médecin s'était acquis, par l'emploi de ce mode d'examen, une réputation d'habileté, habileté relative, sans doute, alors que la percussion était peu usitée et l'auscultation peu connue ; le talent de physionomiste, et nous en avons souvenance, nous qui avons vu Jadelot dans ses dernières années, ce talent était souvent en défaut. Nous accordons que l'art de Lavater et de Gall peut faire découvrir, jusqu'à un certain point, dans l'expression de la physionomie et dans la conformation du crâne, les instincts, les penchants et les facultés intellectuelles des individus ; mais, en définitive, de trop nombreuses erreurs dans l'application pratique ont fait condamner ces systèmes. Pour ce qui concerne la pathologie, nous croyons que l'expression faciale ne peut être qu'un des éléments du diagnostic dans les maladies du premier âge, et ce serait s'exposer à de graves méprises que de demander à la séméiotique de la face plus que des indications générales.

Chez l'enfant comme chez l'adulte, les affections abdominales se traduisent, en effet, sur la figure, par des traits qui diffèrent de ceux des affections thoraciques et cérébrales.

Dans la péritonite suraiguë, surtout par perforation, les traits sont tirés, le nez est effilé, et toute la figure empreinte d'une vive expression de souffrance ; même apparence, mais bien atténuée, dans les crises de coliques si communes dans le jeune âge. Dans l'entérite cholériforme, les yeux sont caves, cernés, bordés d'un cercle bleuâtre, nageants (*natantia lumina*). Les affections chroniques et profondes des voies digestives, les ramollissements de l'estomac, les entérites chroniques, les péritonites tuberculeuses donnent aux jeunes enfants, dont le visage est ridé et amaigri, l'aspect de petits vieillards. Cet aspect est surtout frappant chez les très-jeunes sujets qui tombent, après le sevrage, dans un état d'émaciation progressive et de véritable inanitiation.

Dans les affections thoraciques où il y a menace de suffocation (bronchite capillaire, pneumonie double et avancée, quintes de la coqueluche, accès du croup, spasme de la glotte, etc.), l'anxiété se peint sur le visage, les ailes du nez se dilatent avec force et rapidité, et la coloration bleuâtre du visage annonce le trouble dans l'hématose et l'imminence de l'asphyxie.

Le facies des affections cérébrales a pareillement quelque chose de spécial : l'intelligence étant absente, l'expression manque aux traits de la physionomie, qui n'est remarquable que par l'immobilité et la stupeur.

Enfin, indépendamment des maladies dont le cachet est ainsi imprimé sur la figure, il y a des groupes d'affections qui se lisent jusqu'à un certain point sur la physionomie : telles sont les fièvres éruptives où la face est congestionnée et vultueuse, les affections toxiques où la pâleur livide et mate est caractéristique, etc.

3° SURFACE DU CORPS.

Par l'exploration de la surface du corps, on constate premièrement les altérations de la *face*, altérations qui portent sur la couleur, sur le volume, sur le mouvement, et que nous devons signaler avec quelque détail pour compléter ce que nous venons de dire de l'ensemble des traits de la physionomie.

On voit tout d'abord à la face les colorations morbides, celle de l'ictère essentiel, qui n'est pas rare chez les en-

fants ; celle des fièvres éruptives commençantes, la rougeole et la variole, dont les taches rouges initiales débutent
au front, aux ailes du nez, au menton ; celle de la scarlatine, dont les plaques se montrent primitivement et d'une
manière simultanée au col et au ventre ; la coloration
bleue de la cyanose, marquée surtout à la membrane muqueuse des lèvres ; la rougeur et la pâleur alternatives des
joues, qui constituent un bon signe de la méningite tuberculeuse,

L'inspection de la face fait aussi reconnaître immédiatement les changements de volume, le gonflement de l'ana-
sarque scarlatineuse, le léger œdème des paupières dans
la coqueluche, le gonflement unilatéral de la joue dans la
stomatite ulcéro-membraneuse et dans la gangrène de la
bouche ; la tuméfaction presque toujours successive des
régions parotidiennes dans les oreillons ; les tumeurs sous-
maxillaires et cervicales par adénites, soit aiguës (angine
couenneuse), soit chroniques (scrofule).

Il sera facile de constater le froncement des sourcils dans
la migraine, parfois héréditaire chez les enfants, et surtout dans la céphalalgie méningitique ; le léger clignement
par photophobie dans la phlegmasie des méninges ; le
strabisme, dont l'apparition dans le cours d'une maladie
aiguë est l'indice presque certain d'une affection cérébrale ; les convulsions de l'éclampsie, les grimaces pathognomoniques de la chorée et celles du tic nerveux. De
même, les défauts de symétrie résultant de paralysie par
maladie du cerveau ou par affection du nerf facial ne
sauraient échapper à un œil tant soit peu attentif.

On doit apprécier en même temps l'état de la boîte
crânienne en se rappelant que la tête des très-jeunes sujets
est relativement fort grosse. Si le volume de celle-ci est
notablement inférieur au type normal, eu égard à l'âge de

l'enfant et au développement du reste du corps, on peut craindre la microcéphalie et l'idiotie qui en est la conséquence ; s'il est augmenté considérablement, on attribuera ce fait, sans crainte d'erreur, au rachitisme ou à l'hydrocéphalie. L'écartement prononcé et progressif des fontanelles et des sutures (et non pas seulement la simple inocclusion de la fontanelle antérieure) marquera la différence entre la macrocéphalie dépendante de l'hydropisie de l'encéphale, et celle qui existe dans quelques cas de rachitisme, abstraction faite des autres caractères distinctifs, tels que la maigreur et la petitesse relative de la face, les altérations de l'intellect et du mouvement chez l'enfant hydrocéphale, ainsi que les déformations osseuses simultanées du thorax et des membres chez le rachitique.

Le crâne peut aussi présenter des tumeurs, parmi lesquelles je mentionnerai, chez les nouveau-nés, les céphalæmatomes ou bosses sanguines et les encéphalocèles.

Le cuir chevelu mérite encore examen : c'est le siége des gourmes de l'enfance, soit le *chapeau* ou les *croûtes de lait* du vulgaire, qui sont composés de lamelles épidermiques et de matière grasse, soit l'eczéma et l'impétigo ; ces dartres sont, à proprement parler, les *gourmes ;* intenses et simultanément étendues à la face, avec sécrétion abondante, elles ont avec la santé générale des très-jeunes sujets des rapports évidents ; il est sage de les combattre doucement, et leur suppression brusque coïncide souvent avec des accidents graves, congestion ou œdème pulmonaires, diarrhées cholériformes, convulsions. — Chez les enfants de l'hôpital, à peu près exclusivement, on rencontrera sur le cuir chevelu, et rarement ailleurs, l'herpès tonsurant, l'herpès circiné et la teigne faveuse.

Il sera ensuite utile de découvrir l'enfant avec précau-

tion et par régions successives pour juger de la fermeté ou
de la flaccidité des chairs, de l'embonpoint ou de la maigreur, et conséquemment pour avoir une idée approxima-
tive de la durée de la maladie et de ses effets sur l'économie. On appréciera la taille, on jugera de la conformation
du thorax et de ses altérations par le rachitisme, par la
carie vertébrale, par les affections de poitrine ; on distinguera les gibbosités anguleuses du mal de Pott, des cour-
bures allongées et des sinuosités régulières du rachitisme ;
on constatera, dans cette dernière maladie du système
osseux, si commune dans les premières années, le gonflement des articulations chondro-costales qui forment un
chapelet à la partie latérale de la poitrine ; la saillie en
carène du sternum, les dépressions latérales du thorax,
qui étranglent pour ainsi dire le poumon, et qui donnent
à tout le tronc, fort rétréci en haut et très-agrandi en bas,
la forme d'une guitare, ou mieux, d'un violoncelle.

L'inspection portera de même sur l'état des membres,
sur celui des articulations, qui peuvent être gonflées par
le rhumatisme chronique, et, beaucoup plus souvent,
nouées par le rachitisme et la scrofule (on connaît la forme
en radis des doigts de la main chez les scrofuleux). Cette
dernière maladie se manifestera à vos regards par les ulcères cutanés et les fistules osseuses, tandis que les os des
rachitiques seront seulement altérés dans leur forme, les
jambes étant arquées ou contournées en S ; et, si on les
regarde ensemble, comparables à une parenthèse, à un X,
à des guillemets.

C'est en voyant un membre diminué de volume et de
longueur que l'on reconnaît l'atrophie congénitale, l'atrophie consécutive aux paralysies essentielles ou symptomatiques, aux convulsions, ou simplement à une affection
articulaire, la coxalgie.

A la surface du corps, on retrouvera, comme à la face, les colorations des fièvres éruptives, celles de l'ictère, etc. ; les dartres plus ou moins généralisées, et surtout le lichen, le prurigo et l'eczéma. A propos des fièvres éruptives, notons que la peau des jeunes sujets, qui est très-vasculaire et ordinairement rosée, présente parfois des marbrures qu'il ne faudrait pas confondre avec un exanthème, et qui, pour peu que la fièvre congestionne l'enveloppe cutanée, simulent la rougeole et la scarlatine.

L'inspection directe fera également reconnaître les exanthèmes débutant d'une manière exceptionnelle par une région qui n'est pas leur *lieu d'élection* : c'est ainsi qu'à l'hôpital, on voit naître, chez les enfants au berceau, des rougeoles, des érysipèles et surtout des varioloïdes aux fesses, aux aines, dans les points qui baignent dans l'urine et les matières fécales.

Dans quelques cas, on aura l'explication d'un mouvement fébrile intense et durable que, faute de localisation, on était tenté de rapporter à une fièvre typhoïde, en découvrant à la partie antérieure des jambes quelques plaques d'érythème noueux, ou bien, sur divers points du corps, un érysipèle qui débute dans une région insolite, soit à l'ombilic ou au scrotum chez un nouveau-né, soit autour des pustules du vaccin, ou d'un vésicatoire du bras, chez des enfants plus âgés.

De là l'importance, sous le rapport de la séméiotique, de faire un soigneux examen de toutes les régions de la surface cutanée, en y ajoutant même l'inspection de la vulve chez les petites filles, souvent atteintes de leucorrhée, et celle de l'anus, chez les enfants des deux sexes, qui présentent quelquefois des traces de syphilis héréditaire ou inoculée.

TROISIÈME LEÇON.

EXAMEN DES VOIES DIGESTIVES.

Les maladies de la *bouche* et du *pharynx* sont aussi fréquentes qu'elles peuvent être graves dans le jeune âge; c'est assez dire quelle est, pour le médecin, la nécessité de se rappeler la disposition anatomique normale de ces régions aux diverses périodes de l'enfance.

L'inspection de ces parties est facile chez le *nouveauné* : il suffit de presser sur le menton, sur les joues, de pincer le nez, ou mieux encore, d'obturer les narines par l'apposition des doigts, pour que l'enfant crie ou entr'ouvre la bouche, et pour que l'explorateur puisse plonger du regard jusqu'au fond de la gorge.

Normalement, les *lèvres* et la *membrane muqueuse buccale* sont roses, lisses et toujours humides ; les *gencives* sont soulevées par des saillies qui correspondent aux germes dentaires. — La *langue* offre souvent, à sa face supérieure, un aspect blanchâtre, qu'elle doit à de légers grumeaux déposés par le lait, et qu'il ne faudra pas prendre pour les mucédinées du muguet. — La *voûte palatine* est d'un rose plus pâle que le reste de la bouche ; quelquefois même, surtout dans sa moitié postérieure et au voisinage des futures molaires, elle est d'un blanc lisse et comme d'ivoire ; la membrane muqueuse, doublée en ce point d'une couche fibreuse épaisse, a l'aspect cartilagineux. A la naissance du voile du palais existe une glandule, d'un blanc rougeâtre, dont il ne faudrait pas confondre l'orifice avec une ulcération, ou le contenu avec une parcelle de muguet. — Les *amygdales* sont naturellement rouges et volumineuses.

Est-il besoin de dire que la membrane muqueuse de la cavité bucco-pharyngée se teint de toutes les *colorations morbides;* qu'elle est d'un rouge uniforme ou pointillé dans les fièvres éruptives, violacée dans la cyanose, jaunâtre à la face inférieure de la langue dans l'ictère, et d'un rouge ponceau, au début du muguet?

Chez les enfants plus âgés, la membrane muqueuse de la bouche est rose, comme chez l'adulte; et, de même que dans la première enfance, les amygdales sont volumineuses sans être malades. Par un de ces cercles vicieux si fréquents en pathologie, l'exagération même du volume de ces glandes les expose à des inflammations répétées, et celles-ci provoquent à leur tour une hypertrophie persistante. Se rappelant les dimensions naturellement considérables des amygdales dans le jeune âge, on ne croira à l'existence d'une angine tonsillaire que si la déglutition est pénible, et si la pression provoque de la douleur au niveau de l'angle de la mâchoire.

On connaît les conséquences de cette *hypertrophie des amygdales,* surtout quand elle est associée à une *disposition vicieuse de la voûte palatine :* il arrive parfois que celle-ci, au lieu de former une voûte régulière à plein cintre, se relève en ogive; cette disposition a pour effet de soulever le plancher des fosses nasales, d'en diminuer la capacité, de retarder la croissance ultérieure du nez, et de produire le timbre nasillard de la voix, comme dans la division du voile du palais. De là une dyspnée habituelle, et la sterteur dans le sommeil; de là aussi des déformations consécutives du thorax, plus promptes et plus marquées chez les sujets rachitiques. Dupuytren les avait signalées, et il les attribuait exclusivement à l'hypertrophie des amygdales, tandis qu'elles sont la résultante de conditions multiples.

Je me rappelle d'avoir vu un enfant, d'une dizaine d'années, chez lequel l'hypertrophie des amygdales et la disposition en ogive de la voûte palatine étaient portées à l'extrême; pendant le sommeil, la langue se collait quelquefois au palais, ou, se mouvant en arrière, abaissait l'épiglotte, de sorte que la gêne croissante de la respiration finissait par des accès de suffocation ; la mère, effrayée de cet état insolite, veillait toute la nuit : elle avait la patience de tenir constamment la main légèrement appuyée sur le menton du petit dormeur, afin que la bouche restât entr'ouverte et la langue un peu abaissée. A cette condition, la respiration s'exécutait avec un calme relatif, et le repos était possible; je conseillai l'excision des tonsilles qui put seule mettre fin à ces accidents tout à fait sérieux.

Si la plupart des enfants permettent qu'on inspecte sans trop de peine le fond de leur gorge (inspection pour laquelle on introduit jusqu'à la base de la langue le manche d'une cuiller un peu forte ou l'abaisse-langue), il y en a d'autres qui opposent une très-grande résistance. Dans le premier cas, il y a avantage, pour que l'examen soit plus facile et plus rapide, à faire placer l'enfant sur les genoux de sa nourrice, en face d'une fenêtre, la tête renversée et maintenue par un aide, et le haut du corps enveloppé d'une couverture ; celle-ci, montée jusqu'au cou et nouée en arrière, a l'avantage, pour le petit malade, de le protéger contre tout refroidissement et, pour le médecin, de maintenir les bras et les épaules du patient de manière à rendre la résistance impossible.

Si une telle précaution est bonne à l'égard d'un enfant docile, elle est indispensable pour un enfant rebelle ; alors le médecin, se plaçant vis-à-vis sur une chaise plus basse que celle de la personne qui tient le malade, et fixant ses petites jambes entre les siennes, applique la cuiller ou l'abaisse-langue au niveau de l'intervalle des dents étroite-ment rapprochées ; il attend, pour en profiter, la moindre ouverture qui lui permette d'introduire l'instrument ; que si, d'après les renseignements ou par le fait d'un examen antérieur, il croit une cautérisation nécessaire, de la main restée libre, il porte sur les parties malades le caustique préparé d'avance.

Il est des enfants devant l'indocilité desquels échoueront prières ou menaces et avec qui il faudrait engager une lutte toujours pénible et souvent compromettante. Je sais un médecin instruit, qui fut immédiatement remercié par un père (éclairé pourtant et lettré !), lequel était *révolté* des tentatives, forcément un peu violentes, faites pour ouvrir la bouche de son enfant.

Si donc ces *rigueurs salutaires* vous semblaient indispen-sables, arrangez-vous pour que la mère n'en soit pas té-moin. Prenez aussi vos précautions pour ne pas être mordu ; et, pour cela, interposez un morceau de liége entre les dents du petit malade, ou armez votre doigt de l'anneau métallique de Loyseau.

Grâce à ces mêmes précautions, vous n'aurez point à craindre que, pendant la cautérisation de la gorge, le crayon de nitrate d'argent se détache de son étui, ni que l'enfant referme brusquement les mâchoires sur le pin-ceau imbibé d'acide chlorhydrique. Ce dernier accident arriva un jour à deux célèbres médecins d'enfants, pen-dant qu'ils cautérisaient une petite fille atteinte d'angine couenneuse, et je vous laisse à penser l'étendue et la pro-fondeur de la brûlure qui en résulta.

Il est d'une haute importance séméiotique de constater la manière dont s'opère la *succion* chez le nouveau-né. Le médecin pourra juger d'abord du degré d'énergie de cette fonction en plaçant son petit doigt dans la bouche : l'enfant est-il robuste et bien portant, il saisit aussitôt ce doigt, comme il ferait du mamelon, et tette avec force et continuité jusqu'à ce qu'il s'aperçoive de l'inutilité de ses efforts. Est-il mal portant ou faible, il saisit mollement le doigt qu'il suce lentement et sans énergie, de même que, s'il est atteint d'une maladie cérébrale, il tettera avec irrégularité et en mâchonnant.

L'enfant sain et pourvu d'une bonne nourrice tette régulièrement ; s'il se jette d'abord sur le sein avec une certaine avidité, c'est avec une sorte de jouissance paisible qu'il opère les mouvements de succion consécutifs, et avec la plus grande régularité qu'il avale, soit après chacun de ces mouvements, soit après trois ou quatre ; la déglutition doit se faire entendre à distance. Après cinq à dix minutes d'une succion continue, il est ordinairement rassasié, et s'endort sur le sein que sa bouche abandonne.

Si, bien portant, il se jette avidement sur la mamelle qu'on lui présente, s'il fait des efforts précipités, puis s'arrête pour crier avec colère, si l'on n'entend point le bruit répété de la déglutition qui s'accomplit, et en même temps s'il ne grossit point, il n'y a pas à douter, c'est que la nourrice n'a point de lait. M. le professeur Natalis Guillot a proposé, dans ce cas, un moyen de contrôle certain, c'est de peser l'enfant avant et après chaque tetée ; le poids en plus de la seconde pesée représente la quantité de lait ingéré.

L'enfant est-il malade, très-fébricitant et, par suite, sans appétit, l'avidité convulsive avec laquelle il saisit le mamelon et le suce indique la soif qui le dévore. S'il serre le sein et le mord par une contraction involontaire et spasmodique des mâchoires ; si la bouche s'ouvre ensuite inerte et comme automatiquement, ou si l'impossibilité de teter est évidente, l'état général est très-grave. Lorsque cette impuissance se prolonge au delà de quelques heures, c'est en général l'indice d'une mort prochaine, l'instinct de la déglutition étant le dernier qui persiste.

L'inspection des *dents* n'est pas chose de médiocre importance ; non-seulement elle permet de satisfaire les parents qui attachent la valeur que vous savez à l'apparition de la première dent, ainsi qu'à l'évolution ultérieure des incisives, des molaires et principalement des canines ; mais encore cette inspection met en état de constater la marche régulière de la dentition, qui est généralement en rapport avec le développement normal des autres appareils et surtout du système osseux ; elle fait connaître les accidents locaux de ce travail physiologique, tels que la tension douloureuse des tissus, la congestion gengivale et même l'apoplexie du bulbe dentaire ; elle donne enfin l'explication de troubles fonctionnels sympathiques, comme ces diarrhées rebelles à toute médication, cette agitation, cette insomnie et, chez quelques sujets, ces convulsions qui sont un juste sujet d'effroi.

Lorsque l'examen de la *cavité bucco-pharyngée* peut être complet, et qu'il est possible, à l'aide d'une spatule, d'explorer attentivement la face interne des joues, des lèvres, et du repli bucco-gengival, on constate, au voile du palais et à l'arrière-gorge, la rougeur morbide des angines, les papules initiales de la variole, l'exanthème pourpré de la scarlatine et pointillé de la rougeole, apparaissant avant l'éruption cutanée, ou bien encore les ulcérations disséminées des aphthes, les ulcères caractéristiques, mais très-rares à cet âge, de la syphilis, et ceux de la scrofule ; ou bien enfin les dépôts pultacés de l'angine inflammatoire, les concrétions bien plus adhérentes de la diphthérite, les **escharres de l'angine gangréneuse. Cette exploration fait** aussi apercevoir dans l'intérieur de la bouche les productions crémeuses du muguet, les fausses membranes de la stomatite ulcéro-membraneuse surtout fréquentes à la face interne des joues, suivant la ligne de jonction des arcades dentaires, aux bords de la langue et à la sertissure des gencives, l'ulcère gris noirâtre de la gangrène de la bouche, situé le plus souvent au niveau du repli gengivo-buccal supérieur ou à la commissure des lèvres.

Le *flairer* de la cavité buccale fait percevoir une odeur *sui generis* et pathognomonique dans la stomatite ulcéreuse et dans la gangrène de la bouche ; cependant cette même odeur peut annoncer aussi la gangrène du poumon ; mais alors elle n'est surtout sensible que pendant la respiration et les secousses de la toux.

La *déglutition* fournit à la séméiotique beaucoup moins de signes chez les enfants que chez les adultes. Ainsi, dans les angines, la difficulté d'avaler, de même que la douleur, est d'ordinaire peu considérable ; et quant à la *dysphagie*, rare dans la fièvre typhoïde, elle ne s'observe guère que dans la période tout à fait ultime de la méningite tuberculeuse ; elle accompagne alors le resserrement des mâchoires ou trismus.

Un autre trouble dans les fonctions du pharynx est celui qu'on observe presque exclusivement à la suite de la diphthérite, c'est-à-dire la *paralysie du voile du palais*, avec régurgitation des aliments et des boissons par le nez.

Plus nombreux sont les signes donnés par les maladies de l'*estomac*.

La *soif*, généralement forte, comme chez l'adulte, dans les affections où la fièvre est intense, n'est excessive que dans un petit nombre de maladies : telle est l'entérite cholériforme, où l'organisme éprouve l'impérieux besoin de réparer par les boissons les pertes abondantes qu'il fait par l'intestin. — Quant à la polydipsie, affection très-rare chez l'enfant, elle n'est souvent qu'apparente et artificiellement entretenue par la gourmandise et le goût des boissons sucrées qu'une maladie antérieure a pu développer.

De toutes les maladies qui produisent une soif excessive, au premier rang se place la bronchio-pneumonie double ; c'est alors que l'enfant, haletant, brûlé par la fièvre, le pouls dépassant 160 et la respiration 80, la bouche ouverte et la langue pendante, a les yeux constamment fixés sur le vase qui contient son breuvage, et se précipite avidement quand on le lui présente.

Le nouveau-né, bien portant, obéit à deux besoins impérieux et successifs : il lui faut manger et dormir ; c'est à satisfaire ces deux besoins que semble se borner sa vie, toute de nutrition et d'assimilation. Cependant il est utile, dans l'intérêt même des digestions, de régler ses repas et de ne le faire teter que toutes les deux heures. Plus âgé, l'enfant ne doit prendre des aliments que quatre ou cinq fois par jour.

Dans les maladies, surtout dans les maladies fébriles, l'*appétit* cesse aussitôt et plus ou moins complétement pour ne reparaître qu'à la convalescence. A cette période, l'enfant, chez lequel la raison est suppléée par l'instinct, l'enfant, qui ne fait pas de théories et n'écoute que le cri de ses organes, réclame de nouveau la nourriture dont l'économie a besoin. Aussi la règle de diététique la plus sage, sinon la plus scientifique que puisse suivre le médecin dans une telle occurrence, est de se lier à l'instinct du petit malade et de satisfaire aux exigences de son estomac. Excepté dans les affections du canal digestif où il y a rejet des aliments ou élaboration incomplète des matières ingérées (diarrhée lientérique), il faut donner à manger à l'enfant quand il le veut et autant qu'il le veut ; il le faut même dans l'état fébrile, à condition toutefois qu'on se sera assuré que ce n'est point un caprice, mais un besoin réel.

Dans ces derniers temps, les médecins, passant d'un excès à l'autre relativement au régime des malades, ont recommandé l'usage des aliments, même fortifiants et toniques, dans certaines pyrexies et dans les affections septiques. Si le précepte est applicable chez les adultes, que l'on peut convaincre par le raisonnement, il cesse de l'être chez les jeunes sujets, et c'est en vain que parfois même on tâche de rappeler leur appétit absent par des friandises ou des aliments autrefois convoités.

Il ne me revient à la mémoire aucun fait de *boulimie* morbide. Aussi, lorsqu'un enfant à la mamelle paraît affamé et boulimique, soyez sûrs que sa nourrice n'a point de lait : donnez-lui une nouvelle nourrice qui en ait beaucoup, et vous vous convaincrez bientôt qu'il pâtissait, non point par suite d'un trouble fonctionnel de l'estomac, mais par défaut d'alimentation.

On sait avec quelle facilité *vomit* l'enfant, surtout l'enfant à la mamelle. C'est principalement ceux qu'on laisse teter à discrétion, qui rejettent le trop-plein de leur estomac par une espèce de regorgement plutôt que par un vomissement véritable. Ces fréquents rejets, qui s'opèrent en quelque sorte mécaniquement aussitôt après le repas, et non point une demi-heure ou une heure plus tard, comme dans le cas de maladie, n'impliquent nullement un trouble de la digestion et n'empêchent pas le *baby* de prospérer. Il est même de tradition, chez les nourrices, que c'est là une chose heureuse : préjugé déraisonnable, suivant nous : il vaut mieux que l'enfant ne prenne pas trop et garde tout.

Chez l'enfant sevré, le vomissement est encore facile, et

il se produit sans effort et presque sans trouble de l'organisme.

Dans l'état morbide, le *vomissement* n'a pas une grande valeur séméiotique ; il est, en effet, le phénomène initial d'affections fort différentes : non-seulement il se manifeste au début des maladies où le tube digestif est intéressé, momentanément comme dans l'indigestion, ou d'une façon plus durable, comme dans la gastro-entérite, la péritonite, la fièvre typhoïde ; mais encore on l'observe au moment où commence une pneumonie ou une méningite, comme à la période d'invasion d'une pyrexie exanthématique, la scarlatine principalement ; les matières alimentaires récemment prises étant rejetées d'abord, souvent la première idée qui vient au médecin, c'est qu'il s'agit d'une simple indigestion.

Si les vomissements de l'enfant n'ont que peu de valeur diagnostique par eux-mêmes, ils doivent parfois à leur *continuité* ou à la coexistence de quelque autre symptôme une signification morbide importante ; tels sont les vomissements répétés des deux ou trois premiers jours de la méningite ; ceux qui dépendent d'une forte indigestion et lui survivent un jour ou deux ; ceux de la péritonite, du ramollissement de l'estomac et du choléra sporadique. Les vomissements de la méningite et de la péritonite ont cela de caractéristique qu'ils sont accompagnés de constipation, ceux de la méningite surtout ; car la péritonite, principalement chez les nouveau-nés, produit souvent la diarrhée comme les autres affections des voies digestives.

Le vomissement de l'indigestion consiste ordinairement dans le rejet d'une masse énorme d'aliments indigestes et complétement indigérés, carottes crues, lentilles, croûtes de pâté, cerises, etc., le tout avec un horrible mélange de vin aigri et une odeur particulière. Quant aux vomissements symptomatiques de diverses maladies, ils sont muqueux ou bilieux, dans l'enfance comme aux autres périodes de la vie, et n'ont rien qui les distingue spécialement.

Le *sang* rejeté par les vomissements provient presque toujours d'une épistaxis, dont le produit a passé de la partie postérieure des fosses nasales dans l'œsophage et l'estomac. Il est tout à fait exceptionnel d'observer dans l'enfance des vomissements sanglants; l'*hématémèse* ne se montrant guère (et cela très-exceptionnellement) que dans les fièvres éruptives hémorrhagiques et le *purpura hemorrhagica*.

Je n'ai observé qu'un cas d'hématémèse rapidement mortelle : c'était chez un enfant scrofuleux ; à l'autopsie, je trouvai l'estomac dilaté par une énorme quantité de sang qui avait été fourni par une ulcération tuberculeuse, de la dimension d'une lentille, reposant probablement sur une artériole.

En procédant à l'exploration de l'*abdomen*, on devra se rappeler qu'il est naturellement volumineux chez les enfants, et qu'il l'est bien davantage encore chez ceux dont la poitrine est rétrécie par le rachitisme.

Dans l'état pathologique, une augmentation considérable du ventre doit faire penser à la péritonite chronique, à l'ascite et surtout à la tympanite, si fréquente dans le jeune âge, particulièrement chez les nouveau-nés, pour lesquels elle est une cause de violentes coliques. Dans ces cas, l'augmentation de volume est générale, tandis qu'elle est partielle dans les hypertrophies du foie comme dans les gonflements de la rate.

La *palpation*, la *pression* et la *percussion* concourent, dans ces cas, au diagnostic. La palpation, lentement et méthodiquement pratiquée, permettra de sentir le bord inférieur du foie ou de la rate, et la masse de l'organe pourra être assez facilement circonscrite par la percussion. Il en sera de même pour les tumeurs tuberculeuses des épiploons, souvent disposées en forme de gâteau irrégulier et de dimension variable ; quant aux tumeurs tuberculeuses du mésentère, dans le carreau proprement dit, on arrive difficilement à les sentir, en raison de la péritonite concomitante et des adhérences que les circonvolutions intestinales ont contractées entre elles et avec la paroi antérieure de l'abdomen.

Relativement à la *pression* sur la paroi abdominale, pratiquée dans le but de s'assurer s'il existe de la *douleur*, il est inutile d'insister sur les précautions à prendre pour ne pas confondre les mouvements d'impatience du petit malade, avec ceux qui dépendent véritablement de la douleur. On devra palper le ventre pendant qu'on distrait l'enfant, et suivre en même temps les changements de sa physionomie. Pour le nouveau-né, on pourra l'exposer au grand jour en le tenant sur les bras, et exercer la pression pendant qu'il fixe attentivement la lumière : on parvient ainsi à presser sur la paroi abdominale jusqu'à toucher la colonne vertébrale, et cela, tantôt avec lenteur et tantôt par secousses brusques; souvent les petits malades, dans ces conditions, ne donnent plus aucun signe de sensibilité, tandis qu'auparavant, lorsqu'ils étaient couchés dans leur berceau, le moindre attouchement déterminait des cris furieux; quand le palper est véritablement douloureux, il provoque chaque fois des cris aigus.

Par l'exacte circonscription des organes, par l'existence de la matité dans certaines régions et la forme précise de cette matité, la *percussion*, chez l'enfant comme chez l'adulte, permettra d'établir le diagnostic différentiel, entre les tumeurs abdominales, entre l'ascite et la tympanite.

— Seule, la péritonite chronique offre cette particularité, qu'on observe des points mats à côté de points très-sonores, les points mats indiquant l'existence de fausses membranes épaisses et l'agglutination des circonvolutions intestinales, les points sonores dénotant la présence de gaz dans les anses d'intestin distendues. Dans ces cas encore, on ne peut mouvoir qu'en totalité la masse des intestins, sans réussir à faire glisser les circonvolutions les unes sur les autres.

Ce qu'on peut dire de plus général sur la manière de pratiquer la percussion, soit avec le doigt, soit avec le plessimètre, c'est qu'on doit y procéder avec douceur; à ce prix seulement on obtiendra la tolérance de l'enfant. On devra se rappeler aussi ce que Skoda enseigne relativement à la matité des parois fortement tendues. En effet, si le petit malade crie, s'agite et tend son ventre, il en résulte une matité artificielle qui cesse dès que cessera la tension des parois. C'est là une difficulté notable de la percussion pratiquée chez les jeunes sujets, et ce pourrait être la cause de graves méprises.

Le nombre normal des *selles* est important à connaître; il y en a de une à trois par vingt-quatre heures chez les nouveau-nés (une seule serait presque de la constipation); quelquefois, cependant, on peut compter quatre et même cinq garde-robes sans qu'il y ait maladie, à la condition qu'elles ne soient pas mauvaises. Chez les enfants plus âgés, il n'y en a qu'une ou deux en vingt-quatre heures.

La *matière louable* chez les enfants à la mamelle est de couleur ordinairement blanchâtre ou jaunâtre; on y distingue quelques grumeaux formés par du lait incomplétement digéré; quelquefois les selles deviennent verdâtres par le fait du contact de l'air. Quant aux selles immédiatement vertes, c'est-à-dire bilieuses, elles indiquent généralement un mauvais état du tube digestif, surtout si elles sont en même temps glaireuses et fétides. Car les selles normales des enfants qui tettent ne doivent pas avoir d'odeur, et leur fétidité prouve que la digestion est imparfaite, soit par trouble de la fonction, soit par phlegmasie de l'organe.

Dans les deux premières années de la vie, l'enfant est principalement tourmenté par des troubles de la digestion; c'est, en effet, la période où s'effectue l'évolution dentaire, qui, par sympathie, réagit sur les fonctions digestives; c'est alors aussi que la nourrice voit son lait diminuer, s'altérer ou se tarir; c'est enfin l'époque du sevrage, époque périlleuse où la nourriture du premier âge, de facile assimilation, va faire place à une alimentation plus substantielle, mais aussi plus difficilement élaborée par des organes parfois trop délicats; peut-on s'étonner si l'on voit, dans de telles circonstances, éclater si souvent ces catarrhes, voire même ces phlegmasies, qui trahissent la fatigue ou la souffrance de l'appareil dont les fonctions sont le plus actives? Aussi le médecin doit-il examiner attentivement la quantité et la qualité des évacuations alvines.

Dès qu'il existe des troubles digestifs, l'homme de l'art doit voir lui-même les couches souillées par les déjections de l'enfant et ne pas se contenter du récit des parents, comme il le pourrait impunément faire pour un adulte. L'humilité apparente de ces recherches est amplement compensée par l'utilité des résultats. Je me rappelle que, pendant mon internat dans le service de Guersant père, je trouvais exagérée, sinon risible, l'inspection des couches que cet excellent praticien faisait à l'hôpital comme en ville. Celles-ci étaient gardées par les infirmières, et, le

lendemain, toutes étaient comptées et vues par lui. C'est
à l'aide d'une pareille exploration que je le voyais arriver
à un diagnostic précis ; c'est ainsi qu'il reconnaissait une
indigestion, qu'il découvrait si l'enfant avait mangé malgré
ses prescriptions, qu'il s'assurait de l'administration exacte
des médicaments ; c'est de la sorte qu'il diagnostiquait la
maladie actuelle ; la lientérie par l'abondance des grumeaux
de lait non digéré ou la présence d'aliments à peine atta-
qués par les acides de l'estomac ; les phlegmasies catarrhales par la nature muqueuse, glaireuse, et la coloration
verdâtre des garde-robes, souvent semblables à du frai de
grenouille ; l'entérite cholériforme par leur apparence
aqueuse ; la dysenterie par le sang qu'elles contenaient ;
c'est de la sorte, enfin, qu'il découvrait souvent les vers
(oxyures vermiculaires ou lombrics), dont la présence
était, pour l'intestin, la cause du trouble fonctionnel.

Je vous ai déjà dit quelle était l'importance de l'*examen
de la région anale,* par rapport à la syphilis : cet examen
n'est pas moins utile pour découvrir l'érythème des fesses,
qui est parfois le premier symptôme du muguet, et qui résulte le plus souvent du contact irritant de selles diarrhéi-
ques abondantes, l'érythème pouvant, à son tour, devenir
le point de départ d'excoriations, d'intertrigo ou d'érysipèle. On reconnaît également, par l'inspection de la portion inférieure du canal digestif, la chute du rectum, assez
fréquente chez les jeunes sujets, soit avec constipation, et
par suite des efforts d'expulsion, soit avec diarrhée, par relâchement atonique des tissus, et qui se produit aussi accidentellement dans de fortes quintes de coqueluche. Ainsi
encore le médecin découvrira les petits polypes du rectum
faisant saillie pendant les efforts de défécation, et les
oxyures vermiculaires dont la présence explique le prurit

local et l'agitation des enfants immédiatement après qu'on les a couchés.

SÉMÉIOTIQUE DES URINES.

Dans un organisme en voie de croissance, où l'assimilation prédomine de beaucoup sur la désassimilation, les urines sont pauvres en matières animales ou salines, et les organes qui les sécrètent, comme ceux qui les expulsent, sont difficilement irrités par leur élaboration ou leur contact ; aussi les *maladies des voies urinaires* sont-elles très-rares chez l'enfant. Il n'est pas d'ailleurs aisé de recueillir l'*urine* des nouveau-nés (sinon chez les garçons, à l'aide d'une petite vessie de caoutchouc) ; il faut le plus souvent se contenter d'examiner les langes, et, par suite, les taches qu'ils présentent ; on peut reconnaître ainsi la matière colorante de la bile dans l'ictère, ou le sang dans l'hématurie.

En général, la *quantité* d'urine sécrétée est très-variable ; abondante chez le nouveau-né qui tette beaucoup, elle devient rare dans l'état fébrile, comme chez les adultes ; et de plus, si la fièvre est un peu vive, il peut arriver que l'enfant reste douze, vingt-quatre, trente-six heures sans uriner. Il n'y a pas alors rétention du liquide urinaire, comme aux autres âges, mais absence de sécrétion, anurie véritable.

J'ai déjà donné à entendre que les urines du nouveau-né étaient très-*aqueuses*, aussi bien par suite de son genre d'alimentation qu'en raison du peu d'activité de la désassimilation ; plus l'enfant avance dans la vie, et plus ses urines se rapprochent par leur composition de celles des adultes.

Comme les maladies des voies urinaires sont rares chez

les jeunes sujets, les troubles de la miction sont peu fréquents, sauf le cas de calculs vésicaux.

Il est cependant un phénomène morbide particulier à l'enfance, dû à une espèce de paralysie essentielle et locale (ou à une sensibilité excessive du col de la vessie), l'*incontinence nocturne*, parfois si rebelle, et qui, en se prolongeant par delà la seconde enfance, peut être une cause de retard du mariage.

Le phénomène inverse, la *rétention*, est, par contre, infiniment rare, si ce n'est dans la méningite, où on l'observe quelquefois ; on ne la constate que tout à fait exceptionnellement dans la fièvre typhoïde adynamique, alors qu'elle est si commune chez l'adulte dans les mêmes conditions morbides. Le plus habituellement, si l'enfant malade ne rend pas d'urine, c'est qu'il n'en sécrète point ; assurez-vous donc par la percussion de l'hypogastre de la vacuité de la vessie, et gardez-vous de tenter un cathétérisme au moins inutile.

La polyurie et la glycosurie sont également choses insolites dans l'enfance, et se montreraient d'ailleurs avec leurs signes spéciaux.

Eu égard à la *composition du fluide urinaire*, on peut dire qu'elle n'est pas souvent altérée par la présence du sucre, du pus, etc., qu'il serait du reste facile de reconnaître à l'aide des mêmes modes d'investigation que chez l'adulte. L'*albuminurie* est, au contraire, assez souvent observée, surtout l'albuminurie aiguë, qui trouve dans l'existence antérieure de la scarlatine la raison de sa production.

En résumé, nous voyons que les troubles des fonctions digestives sont aussi fréquents dans l'enfance que les altérations des voies urinaires le sont peu ; aussi l'examen des matières rejetées par l'anus est-il beaucoup plus important que celui des liquides expulsés par l'urèthre. Il ne faudrait pourtant pas en conclure que cette dernière investigation soit à négliger. Les matières qui s'échappent d'un organisme malade portent souvent avec elles les traces matérielles d'une altération de la substance ; vous devez donc tout examiner, les selles comme les urines, sans craindre de mériter l'épithète railleuse de Dr. *Posterior* ou de Dr. *Prior*, infligée, par nos voisins d'outre-Manche, à deux médecins de Londres qui se préoccupaient plus spécialement de l'un ou de l'autre de ces produits excrémentitiels.

QUATRIÈME LEÇON.

SÉMÉIOTIQUE DU POULS.

Un des points les plus intéressants de la séméiologie des maladies infantiles est incontestablement l'étude du *pouls*, puisque l'*accélération des battements artériels* (avec chaleur de la peau), indiquera sur-le-champ s'il s'agit d'une affection aiguë. Mais s'il est aisé d'explorer le pouls chez un enfant qui s'y prête, rien n'est plus difficile chez celui qui s'y refuse. Aussi aura-t-on tout avantage à profiter du *sommeil* pour cette exploration, d'autant plus que l'état de veille et la moindre agitation du malade accélèrent les battements cardiaques : dès l'antiquité les praticiens avaient noté le *pouls du médecin*, ainsi que l'attestent ces vers connus de Martial.

> Centum me tetigere manus aquilone gelatæ,
> Non habui febrem, Symmache, nunc habeo.

Bien que je ne puisse me vanter de cent disciples comme Symmachus, qui devait être un fort clinicien, toujours est-il que notre examen agitera la plupart du temps les petits malades, et qu'il faudra en conséquence diminuer d'une certaine quantité le chiffre de pulsations que nous aurons obtenues. La différence du pouls, chez les très-jeunes sujets, dans l'état de sommeil ou de veille, dans l'état de calme ou d'agitation, est d'au moins 10, souvent 20 battements et parfois davantage : il faudra donc faire en sorte de tâter le pouls de l'enfant endormi.

On y arrivera avec de la précaution : l'explorateur s'assurera d'abord de la position du bras, et, si elle n'est point favorable, il pourra la changer doucement. Si, au contraire, la région du poignet est convenablement placée, on glisse l'index jusqu'au point où la radiale est superficielle, et, touchant l'artère sans presser, on peut constater la fréquence des pulsations, leur faiblesse ou leur force, leur rhythme normal ou irrégulier, en même temps qu'on prend, par ce léger contact, une idée suffisante de la température de la peau. Avec de l'habitude, et sans regarder à la montre, car l'éclat de la lumière pourrait réveiller le petit malade, on apprécie assez exactement le chiffre des pulsations.

Dans des cas où les bras, cachés dans le lit ou reployés sous la tête, étaient peu accessibles, j'ai pu constater le degré de vitesse du pouls en appliquant le doigt indicateur sur l'une ou l'autre artère temporale ; d'autres fois l'inspection des battements de la carotide suffit à cette appréciation ; c'est de la médecine hippocratique, car, au temps d'Hippocrate, on ne savait pas encore tâter le pouls radial.

Il est quelques enfants qui se refusent complétement à l'examen : ils retirent la main qu'on a saisie, ils reculent, ils fuient ou agitent le bras de telle sorte qu'il est impossible de trouver le pouls ou de compter un nombre suffisant de pulsations. Remarquons d'ailleurs qu'il devient difficile, au milieu de ces mouvements, de distinguer si l'accélération des battements cardiaques est morbide ou si elle n'est pas le fait même de cette agitation. Quelquefois alors l'exploration sera possible en maintenant ferme, d'une main, le coude de l'enfant, tandis que, de l'autre, on cherchera simultanément à contenir le poignet et à tâter l'artère : ou bien c'est une personne aimée, la mère ou la nourrice, qui tiendra un instant l'un des bras pour le mettre ensuite à la disposition du médecin qui, caché derrière, épie l'occasion favorable. Dans ces cas difficiles, il faut patienter, tâcher de calmer l'enfant et ajourner son examen de quelques minutes.

Avec d'autres, il faudra bien pratiquer de petites ruses : la meilleure est d'attirer l'attention de l'enfant sur quelque objet qui l'étonne ou l'intéresse, comme une montre qui sonne, un jouet qui brille (la grosse montre à répétition de nos pères jouait un grand rôle dans la médecine infantile). Pendant qu'on l'occupe ainsi ou qu'on le calme par des paroles et qu'on le flatte (la flatterie fait des dupes, même dans les berceaux), on tâche de saisir une des mains, et de surprendre comme au vol, pour ainsi dire, une série de pulsations.

Quelquefois ces enfants, si indociles, permettront l'application de l'oreille sur la poitrine, et alors le médecin pourra juger de l'accélération du pouls par l'*auscultation des battements du cœur*, comme il le fait dans les cas où la pulsation radiale est insensible.

Enfin, si le refus d'examen était invincible, l'application de la main sur la peau du ventre ou de la poitrine (et elle est toujours possible) ferait percevoir la sensation de la chaleur morbide, et permettrait de juger de l'intensité de la fièvre par le degré d'accroissement de la température.

Pour décider si la fréquence du pouls est un phénomène pathologique, il faut préalablement connaître avec exactitude l'état normal de la circulation dans le jeune âge. Or, *la moyenne physiologique des pulsations* varie, dans d'assez grandes proportions, suivant plusieurs circonstances et surtout suivant le nombre d'années du sujet. Le pouls de l'enfant à la mamelle n'est plus celui du nouveau-né, et de même, celui de la première enfance se modifiera dans la seconde et davantage encore après la puberté.

Les recherches sur ce point de physiologie sont nombreuses, mais peu concordantes : MM. Rilliet et Barthez ont dressé un tableau qui a l'avantage de présenter simultanément les résultats de la statistique à cet égard ; je ne vous y renverrai pourtant pas, dans la crainte que vous ne vous égariez au milieu de ce dédale de chiffres. La façon dont on prend quelquefois les moyennes, dans la méthode numérique, méthode si précieuse d'ailleurs, peut conduire à des conclusions erronées : pour obtenir le taux vrai du pouls normal, on additionne à la fois les maxima, les minima, et les intermédiaires ; on réunit tous les chiffres, les plus communs et les plus rares, et, divisant le total par le nombre des sujets observés, on arrive à un quotient fictif, lequel pourra bien ne s'être presque jamais présenté.

Voyez, par exemple, les moyennes disparates données par les observateurs qui ont ainsi compté :

Pour le chiffre moyen des pulsations chez les enfants de 1 à 10 jours, Gorham indique 128, et Farge seulement 106.

Pour les premières semaines, la moyenne de M. Trousseau est de 137, et celle de Valleix de 87 ; quelle différence en moins !

M. Trousseau et Gorham donnent une moyenne presque identique, 136 et 130, l'un pour les deux premiers mois de la vie, et l'autre pour les deux premières années.

Procédons autrement : négligeant les minima et les maxima, qui ne sont que des exceptions, prenons pour types normaux les chiffres qui se répètent le plus dans chaque période de l'enfance ; voici les résultats que nous a fournis la statistique ainsi comprise.

Et d'abord, tout le monde sait que, d'une manière générale, le pouls est beaucoup plus fréquent chez les

enfants ; et (sans parler des chiffres des premières minutes de l'existence, qui sont excessivement élevés, 160 et
même 200, d'après Lediberder) il est d'autant plus rapide, que l'on est plus près du moment de la naissance.

Pendant les premières semaines et la première année, il
oscille le plus souvent entre 80 et 120 (1).

Durant toute la première enfance il se maintient habituellement entre 80 et 110.

Il baisse de plus en plus dans la seconde enfance, étant
le plus souvent à 80 ou 90, jusqu'à la puberté, où le chiffre des pulsations est, à peu de chose près, celui des
adultes, 70 à 80.

On a dit que le pouls diminuait du matin au soir (Guy),
ainsi que dans la position horizontale ; qu'il augmentait
dans le travail de la digestion, et qu'il était également plus
élevé chez les filles (2) que chez les garçons (dès le troisième mois, selon M. Trousseau) ; il n'y a là que des différences fort légères, de cinq à six pulsations, et par conséquent tout à fait insignifiantes en pratique.

Concluons que, pour caractériser l'état fébrile (au moins
dans un de ses éléments) chez les jeunes sujets, il faut
une augmentation de 20 ou 30 pulsations, c'est-à-dire
que le pouls doit, dépassant la moyenne normale, s'élever
à plus de 120 pour les sujets de la première enfance, et
à plus de 110 pour ceux de la seconde.

Comme, dans l'état sain, les oscillations du pouls infantile sont très-étendues entre les minima et les maxima,
pour prononcer qu'avec un chiffre donné *il y a fièvre*, il
faut ou comparer avec le chiffre de la santé connu antécé-

(1) Pour les *nouveau-nés* proprement dits, M. Seux a trouvé pour
moyenne physiologique les nombres compris entre 129 et 140 (dans la
moitié des cas).

(2) En comptant sur 33 sujets, j'ai trouvé en plus, pour les filles,
deux tiers d'une pulsation !

demment, ou constater en même temps un accroissement de la chaleur animale.

Un certain chiffre de pulsations, 120, par exemple, doit être déclaré normal si la température de la peau est naturelle, si l'enfant est gai, sans aucune souffrance apparente, tandis que le même chiffre, et même un chiffre inférieur, peuvent être regardés comme l'expression de la fièvre, s'il y a augmentation de la chaleur et coïncidence de quelques troubles fonctionnels.

En maladie comme en santé, le *pouls de l'enfant*, lorsqu'il s'accélère, monte *comparativement plus haut que le pouls de l'adulte* : ainsi, dans les affections très-aiguës, phlegmasies ou pyrexies, et, par exemple, dans les pneumonies et dans les scarlatines, le pouls peut s'élever, chez les jeunes sujets, à 150, 160, 180, et même, dans des états très-graves, jusqu'à 200 et plus. Chez quelques enfants à la mamelle, affectés de bronchio-pneumonie double, et, dans les derniers jours, il nous est arrivé de compter jusqu'à 200 et même 210 pulsations. Il n'est pas jusqu'aux simples fièvres éphémères qui ne puissent parfois donner lieu à des maxima qui se rapprochent, par leur élévation, de ceux des phlegmasies où le cœur bat le plus vite. Dans ces cas, pour suivre avec la montre ce pouls presque incomptable, il faut nombrer par séries de cinq pulsations.

Comme l'état fébrile et ses divers degrés d'intensité sont marqués, dans l'enfance, par des chiffres plus élevés qu'aux autres âges, il en résulte que la *fièvre* sera dite seulement *modérée* quand le pouls ne dépassera pas 120 ; elle sera *forte* à 140, *très-forte* à 150 et 160, tandis que, avec ces derniers chiffres chez l'adulte, elle serait excessive.

Et tandis que, chez l'adulte, la vie n'est guère compatible, au delà de quelques jours, avec un pouls qui monte à 150 et s'y maintient, il faut, chez les jeunes sujets, arriver aux chiffres de 170 et de 180, dans les mêmes affections, pour avoir à redouter une terminaison prochainement fatale.

Le pouls de l'enfance ne diffère guère de celui des autres âges, relativement à son degré de force ou de faiblesse, de plénitude ou d'étroitesse, et aux intermittences qui s'observent d'ailleurs chez quelques enfants en dehors de tout état morbide ; à ces divers points de vue, la séméiotique infantile n'a rien de spécial.

Par son *accélération*, quelque grande qu'elle soit, le pouls ne peut que caractériser *l'état fébrile* ; il ne saurait en faire spécifier la *cause pathologique*. Par son *ralentissement*, au contraire, il a une grande valeur diagnostique : presque toujours ce ralentissement se lie à l'existence d'une affection cérébrale de nature tuberculeuse, et ce signe aura plus de valeur encore si la lenteur se montre après quelques jours d'accélération.

Même importance à accorder à l'irrégularité du pouls, lorsqu'elle existe dans des circonstances semblables, de telle sorte que *pouls ralenti* et *pouls irrégulier* sont la caractéristique presque certaine de la *méningite tuberculeuse*.

DE LA TEMPÉRATURE.

Nous venons de voir que le pouls des enfants offrait, à l'état normal, de grandes différences, suivant les sujets, et des variations notables chez le même sujet, suivant diverses conditions physiologiques ; et, par exemple, chez les enfants à la mamelle, un pouls à 80 pendant le sommeil peut, sous l'influence d'une excitation même légère, et en dehors de tout état morbide, monter à 140 et même à 150 pendant la veille, de même que le nombre des inspirations peut alors s'élever à 40 ou 50 par minute. Pour affirmer que l'accélération du pouls est un phénomène indicateur de la fièvre, il faut donc, chez l'enfant bien plus que chez l'adulte, qu'elle soit unie à un accroissement de la température générale du corps (la *moyenne physiologique* étant, d'après nos expériences, de 37°). Chaleur et accélération du pouls sont les deux éléments constitutifs de l'état fébrile; et même la chaleur est le plus important, en raison de l'intervalle considérable qui sépare les minima et les maxima physiologiques du pouls chez les très-jeunes sujets. Bien plus, la chaleur seule, supérieure de deux degrés à la moyenne normale, suffit à caractériser la fièvre dans des cas où le pouls n'est que fort peu accéléré, par exemple, dans l'ictère dépendant d'une légère hépatite.

C'est en touchant la poitrine ou le ventre de l'enfant (et non pas la main qui, exposée à l'air, offre une température par trop variable), qu'il faudra juger de la chaleur animale dans les cas où elle est exaltée par la maladie; et ce précepte est de rigueur dans les affections où la distribution du calorique se fera inégalement : exemple, les pneumonies avancées où l'hématose est gravement altérée, et où les extrémités supérieures et inférieures peuvent donner une sensation de froid, alors que la poitrine a conservé une chaleur âcre presque insupportable à l'oreille de l'explorateur.

On peut demander aussi à la mère, à la nourrice, si elles sentent la chaleur du corps de l'enfant qui repose sur leurs genoux, ou si la bouche leur paraît chaude pendant l'allaitement.

Dans la pratique ordinaire, la main de l'observateur suffit pour apprécier, du moins approximativement, la température morbide; par le toucher on constate plus

facilement et plus vite que par le thermomètre les accroissements de *chaleur locale*, celle d'une articulation dans
l'arthrite rhumatismale ou scrofuleuse aiguë ; celle d'une·
joue érysipélateuse ; mais, dans certains cas, il est vraiment utile de préciser avec rigueur le degré de la température, et la mesure exacte de la caloricité au moyen du
thermomètre peut avoir une importance réelle en séméiotique.

La mystérieuse puissance qui exalte ou déprime la température dans l'organisme est d'ailleurs un des plus curieux
phénomènes, et l'étude thermométrique de la chaleur
engendrée par la maladie est d'un vif intérêt ; le premier,
j'ai tenté cette étude pour la pathologie de l'enfance ; je
vais énoncer brièvement les résultats pratiques auxquels je
suis arrivé, et qui ressortent de près de *mille* expériences·
concernant presque toutes les affections infantiles (1).

Le chiffre fourni par le creux de l'aisselle, représentant,
à très-peu de chose près, la température des viscères intérieurs, et ce chiffre étant plus élevé que celui de toute
autre région du corps, c'est dans le creux axillaire qu'il
faut placer le thermomètre (2) si l'on veut avoir plus

(1) *De la température chez les enfants à l'état physiologique et pathologique* (Arch. gén. de méd., 1844-45).

(2) Voici la description du thermomètre qui me paraît le plus simple
et le plus convenable : sa longueur totale est de 20 à 22 centimètres ;
le réservoir cylindrique a 1 centimètre, 1 centimètre 1/2 de long sur
3 à 4 millimètres de large ; le tube le plus étroit qui le surmonte
est creusé, pour la colonne mercurielle, d'un canal d'un demi-millimètre de diamètre. Pour que les divisions soient suffisamment espacées,
le point supérieur s'arrête à 50° au-dessus du zéro, et l'inférieur à 5°
au-dessous : l'échelle est d'ailleurs marquée sur un papier (lequel est
collé, en arrière, sur un tube beaucoup plus gros que le tube à mercure) et non pas gravée sur le verre même, ce qui rend les chiffres
tout à fait illisibles. — Il est évident que, pour apprécier la chaleur des
régions à surface plane, il faut que le réservoir du thermomètre soit
de forme aplatie.

certainement le maximun de la chaleur générale (1).

Exposons maintenant les *principales lois qui régissent la caloricité morbide dans l'enfance*.

Chose remarquable, tandis que toutes les affections fébriles de l'enfant (phlegmasies, pyrexies, etc.) sont caractérisées par une augmentation de la chaleur animale, *il n'existe que deux maladies, le choléra et le sclérème, où il y ait diminution de la température ;* encore ferai-je observer que c'est seulement dans le choléra indien que l'on constate une réfrigération générale de plusieurs degrés, et que le sclérème des nouveau-nés (où le thermomètre peut baisser d'une dizaine de degrés) est une affection presque inconnue en ville et exclusivement propre aux enfants abandonnés.

En santé, la température des jeunes sujets oscille entre 36° et 38°.

En maladie, l'oscillation est bien autrement large, puisque les limites extrêmes du chaud et du froid comprennent plus de 20 degrés (le maximum de chaleur animale que j'aie rencontré étant 42°,50 dans une méningite, et le minimum 22° dans un cas de sclérème).

A voir l'agitation inquiète, la soif ardente d'un enfant qui semble consumé par la fièvre d'une pneumonie, d'une dothiénentérie, d'une phthisie aiguë, on croirait à un accroissement considérable de la température ; et pourtant, dans les affections les plus fébriles, le thermomètre n'accuse

(1) L'application du thermomètre dans les mains du petit malade ou dans la bouche (dont la température est du reste trop variable) est difficile ; elle est impossible chez les sujets qui ne s'y prêtent point avec une bonne volonté et une patience qu'on ne saurait demander à leur âge. Rien de plus facile, au contraire, que de placer le réservoir de l'instrument dans le creux de l'aisselle, et de l'y maintenir fixe par le rapprochement immédiat du bras contre la poitrine (malgré même la résistance de l'enfant), pendant les deux ou trois minutes nécessaires pour que le mercure monte au maximum.

qu'un petit nombre de degrés en plus ; à 39° la chaleur est déjà assez forte ; 40° est un chiffre élevé ; 41° un chiffre très-haut ; enfin 41°,50 et 42° sont des maxima exceptionnels.

L'augmentation notable de la température, surtout au début des maladies, est généralement en proportion avec leur intensité ; elle l'est moins avec leur gravité, des maxima pouvant se rencontrer dans une simple fièvre éphémère ou dans la plus forte dothiénentérie.

Un accroissement de 5° au-dessus de la moyenne normale semble être le maximum que l'enfant soit capable de supporter ; de même que la vie ne paraît pas non plus compatible avec un abaissement du thermomètre qui dépasse 5° (quoique la température puisse baisser avant la mort proportionnellement plus qu'elle ne s'élève).

Les maladies infantiles où il y a le plus de chaleur sont la *fièvre typhoïde*, la *pneumonie*, la *scarlatine* ; la fièvre typhoïde est celle où l'accroissement de la chaleur morbide est le plus continu : dans les longues *coqueluches* des très-jeunes sujets, à forme pectorale très-accusée, la chaleur, assez intense, est également remarquable par sa continuité.

A la période aiguë des affections fébriles, l'augmentation de la température coïncide avec une accélération proportionnelle du pouls ; une seule maladie fait exception, la fièvre typhoïde, dans laquelle une forte chaleur (41°) peut (dans certains cas, et non dans tous) coïncider avec une accélération du pouls modérée ; et cette circonstance aura quelquefois de la valeur en séméiotique ; si, en effet, chez un enfant dont la température s'élève à 40°, on ne compte guère au delà de 110 pulsations, on pourra, d'après ce simple désaccord entre la caloricité et la circulation, prononcer avec certitude qu'il y a dothiénentérie.

La pneumonie est, de toutes les affections infantiles,

celle où la concordance est le mieux conservée entre les troubles simultanés des fonctions respiratoire, calorifique et circulatoire.

Dans la fièvre typhoïde, le thermomètre atteint de hauts chiffres et s'y maintient avec constance et continuité ; dans la méningite tuberculeuse, la chaleur est, au contraire, fort variable selon les phases de l'affection : modérée dans la première période, qui est habituellement subaiguë, elle est normale ou même diminuée dans la seconde, où le pouls est ralenti ; enfin elle monte de nouveau plus ou moins dans la période dernière, suivant les alternatives très-variables de l'état fébrile d'un jour à l'autre et dans la même journée : c'est la méningite tuberculeuse qui m'a offert le maximum de toutes les maladies (42°,50) et le minimum des phlegmasies aiguës (35°) : on peut établir qu'un abaissement de température intermédiaire à deux phases d'exaltation est le signe pathognomonique de cette méningite.

Le *refroidissement partiel*, celui de la périphérie cutanée et des extrémités, est d'un *pronostic grave* ; la force calori-fique, force véritablement vitale, se déprime facilement et vite dans les premières années de la vie, de même qu'à la naissance, et une altération tant soit peu profonde de l'é-conomie se traduit aussitôt par le froid de la face et des extrémités : ainsi advient-il dans un grand nombre d'affec-tions fort différentes, maladies des voies digestives (dysen-terie, entérite cholériforme, vomissements répétés), ou maladies des voies respiratoires (bronchite capillaire, bron-chio-pneumonie double, croup asphyxique).

La sévérité du pronostic est bien plus grande encore lorsque la *réfrigération* est *générale* : une diminution de deux degrés seulement dans la température prise à l'aisselle constitue toujours un état sérieux.

Et de plus on peut dire que, chez les enfants comme chez les adultes, le danger est beaucoup plus grand et plus prochain avec la diminution qu'avec l'augmentation de la chaleur animale.

CINQUIÈME LEÇON.

MALADIES DU SYSTÈME NERVEUX.

L'exploration du *système nerveux*, au double point de vue de la physiologie et de la pathologie, réclame toute l'attention, toute la patience du médecin d'enfants. Aussi, par cela même que cette exploration présente beaucoup de difficultés, devra-t-il préalablement connaître les désordres les plus fréquents de ce système, c'est-à-dire ceux qu'il peut surtout s'attendre à rencontrer.

Déjà l'examen de la surface du corps et du facies nous a fourni quelques signes indicateurs des maladies de l'appareil cérébro-spinal, fréquentes au premier âge : ainsi l'hydrocéphalie ; l'atrophie des membres, dépendante d'une paralysie antérieure ou postérieure à la naissance ; les difformités résultant de ces mêmes paralysies, et frappant un membre, un groupe de muscles ou des muscles isolés ; les paralysies que M. Duchenne a appelées *hypertrophiques*, parce qu'il peut y avoir simultanément hypertrophie de certaines masses musculaires ; les contractures douloureuses des extrémités ; les contractures purement musculaires (1), et celles qui sont symptomatiques d'une maladie des centres nerveux (le renversement de la tête en arrière est presque toujours l'indice d'une méningite spinale) ;

____

(1) Rappelez-vous une jeune fille chez laquelle vous avez observé une contracture des deux mains, puis des deux pieds, et finalement des muscles droits de l'abdomen.

évidemment tous ces troubles fonctionnels frappent aussitôt les regards de l'observateur.

C'est également par des caractères extérieurs que se manifesteront les affections convulsives de l'enfance, l'éclampsie essentielle ou symptomatique, la chorée, les tics nerveux des diverses régions du corps.

Mais cette inspection serait incomplète si le médecin n'y ajoutait les épreuves nécessaires à la constatation des troubles de la sensibilité et des désordres de la motilité ; il devra même provoquer ces derniers, afin d'en étudier plus sûrement, par la répétition, la signification morbide.

1° *Troubles de la motilité.* — Je crois devoir vous rappeler ici que, à deux mois environ, l'enfant commence à soutenir sa tête ; à quatre ou cinq mois (qu'il soit assis ou porté sur les bras), il est capable de mouvoir le tronc et de se tenir droit ; à un an, il peut marcher : telle est la gradation et la succession des actes moteurs.

Y a-t-il un retard de quelques mois dans la station ou dans la marche, il est difficile de savoir au juste si ce retard résulte simplement d'une évolution incomplète de la force motrice (laquelle varie nécessairement suivant les sujets), ou s'il tient à un processus pathologique. L'impotence de l'enfant dépend-elle alors d'une faiblesse du système moteur par rachitisme, ou d'une paraplégie liée à une affection de la moelle épinière ? Est-elle l'effet d'une paralysie datant de la vie intra-utérine ou survenue après la naissance, mais méconnue parce qu'elle a atteint l'enfant à un âge où il est constamment alité ou porté, et n'a pas encore eu l'occasion de montrer, par l'impuissance de ses efforts, l'état de ses organes locomoteurs ?

C'est précisément parce que l'accomplissement normal de la motilité tarde au delà de plusieurs mois, qu'on finit par considérer comme un signe de maladie cet arrêt du dévelóppement physique : la perte de la fonction est alors évidente. Ainsi, l'on voit des enfants à la mamelle, atteints d'une affection de la moelle épinière, qui, peut-être, les a frappés dans la vie fœtale, rester toujours incapables de tenir leur tête droite et de se soutenir sur leurs jambes faibles et tremblantes. D'autres, couchés dans leur lit ou mis à terre pour qu'ils s'essayent à marcher, sont dans l'impossibilité de se dresser sur leur séant ou de se relever. Chez d'autres, paraplégiques, la station n'est point possible ; soutenus sous les bras (autrement ils ne pourraient faire un pas sans tomber), ils soulèvent à peine l'une ou l'autre jambe, qui traîne sur le sol et tremble comme dans la paralysie agitante. D'autres, enfin, qui déjà avaient marché, et dont les premiers pas, chancelants et incertains, avaient charmé les grands parents, sont pris de maladie ; et, lorsqu'au bout de quelques jours, les croyant convalescents, on veut les mettre à terre, on s'aperçoit qu'ils ont perdu tout ce qu'ils avaient gagné et que la motilité est plus ou moins abolie (exemple : les paralysies consécutives à la diphthérite).

Vous verrez l'enfant dont les bras sont paralysés être incapable de saisir les objets ou bien les laisser tomber aussitôt ; celui qu'une affection cérébrale vient de rendre hémiplégique avancera une seule main vers l'objet que vous lui présenterez ; ou bien, si vous faites le simulacre de pincer son bras inerte, il se protégera du membre sain.

Lorsque, désireux de vous assurer de l'état de la motilité, vous ne pouvez vous adresser à la volonté de l'enfant, c'est vous qui imprimerez des mouvements à ses membres ; vous verrez si, soulevés, ils retombent inertes avec un degré de vitesse qui marquera l'intensité de la paralysie ; si, agités, secoués dans votre main et projetés en différents sens, ils sont retirés par le petit malade, tenus en l'air, régulièrement dirigés, ou, au contraire, s'ils semblent, par leur inertie, leur passivité complète, être entièrement soustraits à l'influence de la volition.

Comme chez l'adulte, on essayera, par le chatouillement de la plante des pieds, de provoquer des mouvements réflexes, de même que, au moyen de l'électricité, on recherchera si la contractilité électrique est conservée ou abolie, suivant les diverses espèces de paralysies (on sait qu'elle est perdue dans les paralysies musculaires localisée et conservée dans les paralysies de cause cérébrale).

2° *Troubles de la sensibilité.* — Les modifications de la *sensibilité générale*, dans les maladies de l'enfance, sont d'une appréciation très-difficile : l'enfant n'est pas seulement craintif, irritable, il est réellement plus sensible que l'adulte ; si donc vous touchez ou comprimez un point de la surface de son corps, et qu'il se mette à pousser des cris, à s'agiter, vous ne pourrez guère décider s'il y a *hyperesthésie* morbide (par exemple, dans la première période de la méningite), ou s'il y a douleur réelle, ou enfin si la frayeur a causé tout ce tumulte.

D'autres fois, au contraire, il arrive que, en distrayant l'enfant, on puisse le pincer même assez fort sans qu'il témoigne de souffrance ; on n'est pas autorisé pour cela à conclure à l'existence d'une *anesthésie* (1). Ce n'est que dans les cas de paralysie très-marquée de la sensibilité que, voyant l'enfant rester presque insensible à de très-

(1) De même que l'adulte peut dompter la douleur et l'amoindrir positivement par une forte tension d'esprit ou par la puissance de sa volonté, ainsi, par le récit d'histoires qui l'intéresseront, par une friandise donnée à propos, on fera plus ou moins oublier à l'enfant sa souffrance : l'administration à dose continue de bonbons est un moyen employé avec succès par M. Duchenne, chez les petits paralytiques, pour leur adoucir les rigueurs de l'électrisation.

forts pincements (ayez soin de dérober à l'œil maternel ce mode d'exploration), vous devrez croire à la réalité du phénomène, sans pouvoir toutefois en mesurer le degré.

Il est plus difficile encore, et même absolument impossible de constater les *perversions* de la sensibilité ou d'analyser cette faculté dans ses divers modes, c'est-à-dire d'explorer la sensibilité au contact, à la chaleur, etc., de voir enfin si l'anesthésie s'accompagne ou non d'analgésie.

S'il n'est point aisé de constater l'existence de troubles de la sensibilité que l'explorateur, en les sollicitant, peut quelquefois mettre en lumière, il est impossible, chez les très-jeunes enfants, de reconnaître la *céphalalgie* (de même que les vertiges et les éblouissements), puisque c'est là un trouble purement subjectif de la sensibilité, dont nous ne savons l'existence que par le récit qu'on nous en fait, et puisque l'*enfant* ne parle point. Plus tard, le jeune sujet est en état d'accuser, mais sans précision, la douleur dont sa tête est le siége. Cette céphalalgie tiendra le plus ordinairement au coryza, avec ou sans angine pharyngée concomitante, à une indigestion, à la migraine, affection héréditaire qui commence parfois dans le premier âge, etc.; mais, dans ces cas, le phénomène est fugitif (remarquable pourtant par ses retours dans la migraine). Si, au contraire, la céphalalgie est persistante, elle peut être le symptôme de la fièvre typhoïde, de la méningite granuleuse ou de tubercules du cerveau. Eh bien, la céphalalgie est peu fréquente, ou du moins peu intense dans la fièvre typhoïde des très-jeunes sujets, et c'est plutôt la stupeur qui domine alors, tandis que, dans la méningite, le mal de tête est violent, continu, avec exacerbations intermittentes, qui arrachent des plaintes et, par intervalles, des cris au petit malade. Si la céphalalgie est causée par un tubercule de l'encéphale, elle est chronique comme la lésion qui la provoque, et, comme elle, ordinairement circonscrite, souvent localisée aux régions frontale ou occipitale.

Sens. — Quant aux *sens*, qui sont d'autant moins développés que l'enfant est plus jeune, il est souvent très-difficile de s'assurer de leur état d'intégrité. Le *goût* et l'*odorat* étant des sens intimes, pour ainsi dire, dont nous ne connaissons le fonctionnement que par les renseignements d'autrui, ils échappent, par cela même, à l'investigation du médecin, dans les premières années.

Il est plus aisé d'explorer les *fonctions visuelles* : et d'abord on constate sans peine l'existence d'un *strabisme* accidentellement survenu dans le cours d'une maladie, phénomène qui est alors d'une excessive importance et presque toujours l'indice d'une affection cérébrale.

La *vue* est-elle complétement abolie, on s'en aperçoit d'abord à l'immobilité de la pupille, qu'elle soit contractée ou dilatée à l'excès ; on s'en aperçoit encore, soit en approchant vivement du globe oculaire les doigts ou un objet quelconque, soit en dirigeant sur l'œil une lumière intense, soit, enfin, en promenant un objet brillant devant cet organe et en tâchant de s'assurer si l'enfant le suit ou non du regard.

Mais, lorsqu'il n'y a qu'un affaiblissement de la vision, on ne peut guère en connaître le degré que si l'enfant est assez raisonnable pour indiquer les objets de dimensions variables qu'on lui présente ou assez instruit pour lire des caractères d'imprimerie de différente grosseur.

C'est ainsi qu'on pourra reconnaître l'amaurose plus ou moins complète qui se lie, dans l'enfance, soit aux affections cérébrales (méningite, tubercules du cerveau ou du cervelet), soit à l'albuminurie ou à la diphthérite.

Ce n'est qu'en parlant à l'enfant à voix plus ou moins élevée qu'on peut s'assurer de l'état de l'*ouïe*. — On se rappellera d'ailleurs que l'enfant est naturellement distrait et que parfois il n'entend pas parce qu'il n'écoute point ; que, d'autres fois, ayant l'oreille un peu dure, il devient plus inattentif et paraît plus sourd qu'il ne l'est en réalité : il faut alors insister, répéter sa phrase, en élevant progressivement la voix, et l'on pourra, de la sorte, reconnaître un léger degré de *surdité* dépendant, soit d'une de ces otorrhées primitives ou secondaires, si fréquentes dans le jeune âge, soit d'angines du pharynx répétées ou d'hypertrophie des amygdales, avec catarrhe concomitant des trompes d'Eustache. — Dans certains cas, à l'époque de la dentition intermédiaire, c'est-à-dire quand sortent les quatre molaires qui seront permanentes, il se développe, par fluxion, par irritation de voisinage, une légère surdité, avec ou sans otalgie.

Quant à la *surdi-mutité* congénitale, elle est ordinairement soupçonnée, pour la première fois, par le médecin, qui sait rapporter à sa véritable cause, à la surdité, le retard de la parole. Le seul moyen certain de diagnostiquer cette surdi-mutité est de faire tout à coup un grand bruit derrière l'enfant, et à quelque distance : s'il tourne aussitôt la tête, c'est que l'oreille a perçu les sons. Cet expédient vaut mieux que de lui parler à haute voix et en face ; car il pourrait lire dans les traits de celui qui lui parle, sourire ou s'agiter, et donner à croire que, s'il comprend, c'est qu'il a entendu. — Le praticien reconnaîtra pareillement la surdi-mutité à la physionomie curieuse, au regard chercheur de l'enfant et en même temps à son air indifférent aux bruits du dehors.

L'*intelligence* n'étant point encore éveillée chez le nouveau-né, le *délire* n'existe point chez lui, au moins dans ses manifestations sensibles. Tout au plus pourrait-on le deviner un peu plus tard aux cris involontaires de l'enfant, à son air inintelligent ou hagard, et, en apparence, étranger au monde extérieur. Plus tard encore, c'est-à-dire à l'âge de raison, la constatation du délire et des diverses perversions de l'intelligence est aussi aisée que chez l'adulte et ne présente rien de particulier.

Rappelons seulement que, par l'effet d'une idiosyncrasie, quelques enfants sont pris de délire dès que s'allume la fièvre la plus légère; d'autres même, au moment du réveil, prononcent des paroles incohérentes qui font suite aux rêves de la nuit, et ce désordre intellectuel, essentiellement fugitif, cesse aussitôt que l'enfant est complétement réveillé.

On sait que le *sommeil* est ordinairement très-profond dans le jeune âge. Il est cependant certains enfants dont le sommeil est agité, accompagné de mouvements, de parlage, de cauchemars, et, par exception, d'un très-léger et très-court somnambulisme. Chez ceux qui ont une forte fièvre, on observe des mouvements brusques et des tressaillements dans le lit.

Quant au sommeil pathologique, ou *coma*, il n'a pas la même signification morbide que chez l'adulte : assez profond, dans certains cas de pneumonie et dans l'entérite cholériforme, pour simuler une phlegmasie des centres nerveux, il est d'ordinaire à son maximum dans la fièvre typhoïde adynamique des très-jeunes sujets; dans les affections du cerveau ou de ses membranes (hydrocéphalie aiguë, hémorrhagies méningées, etc.); dans la méningite tuberculeuse, la marche graduelle du phénomène a une extrême importance séméiotique : c'est d'abord une légère somnolence, puis un sommeil de plus en plus profond, et enfin le coma le plus complet, *consanguineus lethisopor*.

Ajoutons que, dans l'une et l'autre affection, le sommeil est parfois interrompu par des *cris* appelés *hydrencéphaliques*, et qu'on a regardés à tort, ainsi que nous l'avons déjà dit, comme pathognomoniques d'une hydropisie ventriculaire, tandis qu'ils ne sont, suivant nous, qu'une expression de la douleur ou une forme du délire.

Je viens de vous parler d'un *somnambulisme* léger et de courte durée : celui-là seul est réel et n'a rien de commun que le nom avec ces légendes somnambuliques, où l'on raconte la merveilleuse histoire d'écoliers faisant, pendant leur sommeil, et mieux qu'à l'état de veille, leurs thèmes ou leurs versions. Peut-être vous arrivera-t-il comme à moi d'être consultés pour des enfants qui, au lycée ou en pension, sortent tout endormis de leur lit, se promènent dans le dortoir, et s'en vont même, toujours dormant, se placer par mégarde dans le lit de quelque camarade. Défiez-vous de ces accès de somnambulisme, et recommandez de *réveiller* brusquement, en les rudoyant même, ces soi-disant endormis; et cela, contrairement à la tradition, qui croit périlleux un réveil aussi subit. Ce n'est pas tout : menacez les prétendus malades de quelque médication désagréable ou douloureuse, et j'ose vous promettre une guérison assurée; du moins en ai-je obtenu, sans plus grand effort, de surprenantes en ce genre.

N'allez pas croire non plus que la vérité sorte toujours et nécessairement de la bouche des enfants : dans la médecine infantile comme dans celle des adultes, vous vous trouverez assez fréquemment, en ville plus qu'à l'hôpital, en présence de maladies simulées.

Ce n'est pas seulement un accès de migraine que feindra l'enfant paresseux qui désire échapper à une leçon, à un devoir déplaisants; il ira parfois, pour mieux tromper, jusqu'à l'attaque de nerfs. Une enquête tant soit peu sévère ne tardera pas à vous révéler que, dans la plupart des cas, ces névropathies ont pour point de départ un travail ou un ennui à éviter, un désir fantasque, et même le plaisir étrange, parfois cruel, d'exciter l'intérêt, de tromper ou de tourmenter une mère trop facilement inquiète. Il suffira d'être prévenu de la possibilité de pareilles simulations pour les déjouer, après en avoir deviné les motifs. Indépendamment de ces indices d'ordre rationnel, il en est d'autres d'ordre séméiologique : il arrivera presque nécessairement, en effet, que les jeunes trompeurs se trahiront eux-mêmes par l'étrangeté de la mise en scène et l'hétérodoxie de leurs convulsions, en désaccord avec les lois ordinaires de la pathologie. D'autres fois, cependant, les attaques de nerfs seront simulées avec un art digne de l'hystérique la plus habile ou de la femme du monde la plus expérimentée. C'est, en pareil cas, que le médecin a besoin de se prémunir par le doute scientifique et de mettre en œuvre toute sa sagacité.

Souvent M. Lainé, gymnasiarque de l'hôpital des Enfants, à qui nous avions confié, M. Blache et moi, de jeunes sujets affectés de prétendues névropathies, et qui, pendant le traitement gymnastique, se trouvait avec eux en rapport plus prolongé et pouvait plus aisément les mettre en défaut, nous a aidés à reconnaître la fausseté d'attaques hystériques ou épileptiques parfaitement imitées.

Soyez donc toujours sur vos gardes, afin d'éviter les piéges tendus à votre science doctorale par ces petits *innocents ;* triomphez de leurs ruses si vous pouvez et aussitôt que vous pourrez ; mais ne vous hâtez point de faire sonner trop haut ce triomphe aux oreilles de parents naturellement fort incrédules à l'endroit des mensonges de leur enfant et de leurs propres méprises : votre victoire indis-crètement proclamée pourrait bien durer peu et se changer pour vous en défaite.

DE L'AUSCULTATION CÉRÉBRALE.

Les difficultés du diagnostic des maladies du cerveau, déjà si grandes chez l'adulte, ont-elles été diminuées, chez l'enfant, par la découverte de l'*auscultation cérébrale*? On put l'espérer lorsque Fisher, de Boston, proclama, en 1838, que « l'auscultation pouvait être aussi utile à la séméio-tique des affections du cerveau qu'à celle des maladies de poitrine, et qu'elle pouvait fournir un signe pathognomo-nique de ces affections de l'encéphale. » Mais l'observa-tion clinique n'a point confirmé, en Europe, ces pro-messes de la médecine américaine. Une longue étude de l'auscultation de la tête, dans les maladies cérébrales et dans d'autres affections de l'enfance, ne m'a guère donné que des résultats négatifs (1).

Quoi qu'il en soit (et je reviendrai tout à l'heure sur la valeur séméiotique de l'auscultation cérébrale), le *mode opératoire* est des plus simples : il consiste à appliquer lé-gèrement le stéthoscope sur la tête, au niveau de la fonta-nelle antérieure, ou bien d'ausculter immédiatement en plaçant l'oreille sur la même région recouverte d'un linge. — On entend alors plusieurs bruits : le plus fort et le plus facile à percevoir est celui que détermine l'arrivée de l'air dans les fosses nasales ; celui de la déglutition n'est pas moins évident ; et, en outre, chez la plupart des enfants, on peut entendre sur le crâne les bruits du cœur, transmis de proche en proche par les solides du corps. Derrière ces

(1). Recherches cliniques sur l'Auscultation de la tête. *Mémoires de l'Académie de médecine,* t. XXIV.

bruits normaux se laisse percevoir, chez quelques petits
malades, un souffle anomal, le *souffle céphalique*.

Ce souffle est presque toujours systolique et doux, parfois un peu rude; on a dit qu'il pouvait être continu, râ-
peux, musical : je ne lui ai jamais trouvé ces caractères. —
On ne saurait au juste en préciser ni le mode de production,
ni le siége (artères de la base du crâne, sinus longitudinal
supérieur).

Tandis que la stéthoscopie révèle au clinicien, pour les
affections des poumons et du cœur, des bruits anomaux
nombreux, importants, et quelquefois pathognomoniques,
l'auscultation de la tête ne fait constater l'existence que
d'*un seul* bruit, le *souffle céphalique;* il n'y a (comme l'a-
vaient prétendu MM. Fisher et Whitney) ni *égophonie cérébrale,* caractéristique d'un épanchement dans le cerveau,
ni battements particuliers à l'apoplexie, ni aucun autre bruit
intérieur.

Est-il du moins quelque *affection de l'encéphale* qui
puisse être reconnue d'une manière tant soit peu certaine,
grâce à la perception du souffle céphalique? Il n'en est
aucune, ainsi que je l'ai démontré par 300 expériences;
absent dans l'immense majorité des cas, absent dans la
méningite, dans les convulsions, etc., le bruit anomal ne
s'est rencontré que chez quelques enfants atteints d'*hydrocéphalie chronique,* et il ne s'est pas alors montré assez
constamment pour qu'on soit en droit de le transformer en
un signe des épanchements du cerveau; ni de sa présence,
ni de son absence, on ne saurait conclure à l'existence
d'une affection cérébrale quelconque, de sorte que, à parler vrai, l'auscultation de la tête n'a point d'utilité là où
elle semblait naturellement devoir en présenter le plus.
Par contre, elle a une assez grande valeur séméiotique

dans les altérations du sang; avec les bruits anomaux des vaisseaux du cou coïncide, chez les très-jeunes sujets, un souffle céphalique dans l'*anémie*, et surtout dans le *rachitisme*.

Du reste les services que l'auscultation cérébrale peut rendre à la séméiotique sont encore plus restreints que je ne viens de le dire : elle ne peut être de quelque avantage que chez les très-jeunes sujets : elle n'est praticable que dans une limite d'âge fort étroite, et cette limite est don-née par l'occlusion des fontanelles qui, en s'ossifiant, forment aux sons une barrière presque toujours infranchissable. Après l'ossification, la perception du souffle céphalique devient exceptionnelle, de sorte que l'auscultation de la tête n'est réellement applicable aux malades que dans les deux ou trois premières années de la vie.

Il nous est donc absolument impossible de comprendre comment MM. Fisher et Whitney ont entendu, en Amérique (non pas seulement chez les sujets de la première enfance, mais chez ceux de la seconde; non pas seulement dans la seconde enfance, mais encore dans l'âge adulte), des bruits céphaliques que nous n'avons pu retrouver à Paris : « *Quem nos surdastri audire non possumus.* »

SIXIÈME LEÇON.

MALADIES DES VOIES RESPIRATOIRES.

J'ai montré plus d'une fois combien il importait, pour bien juger l'état morbide des organes chez l'enfant, de connaître exactement l'état normal, anatomique et fonctionnel. Ce que j'ai dit pour la séméiotique des diverses affections infantiles, je dois le répéter pour les *maladies de la poitrine,*

Parlons d'abord de la *forme du thorax*, qui diffère chez les enfants et chez les adultes.

Chez les jeunes sujets, le thorax est plus étroit à sa partie supérieure, en raison du peu de développement des masses musculaires correspondantes ; il s'agrandit et s'évase à sa partie inférieure (1). Cet évasement est d'autant plus considérable que l'enfant est moins avancé en âge : les fausses côtes, souples et mobiles, se relèvent sous l'action des muscles inspirateurs et sous la pression qu'exercent de bas

(1) MM. Rilliet et Barthez (t. Ier, p. 41) ont mesuré les diamètres de la poitrine chez 37 enfants âgés de 3 ans 1/2 à 15 : le diamètre sous-axillaire (circonférence prise au-dessous des aisselles) serait moindre que le sous-mamelonien, chez les plus jeunes sujets : dans le cours de la première à la seconde enfance il deviendrait égal, puis supérieur. En effet, ce diamètre sous-axillaire, de 50 centimètres qu'il avait dans les premières années, atteint jusqu'à 85, tandis que le sous-mamelonien commence à 52 centimètres pour s'arrêter à 78. Ces chiffres appartiennent à l'expiration : car, dans l'inspiration, les diamètres augmentent de 5 à 15 millimètres jusqu'à 1 ou 2 centimètres. — Quant aux deux côtés de la poitrine, ils ont été trouvés presque constamment égaux ; 3 fois seulement sur 37, il y avait 1 centimètre en plus du côté droit.

6

en haut les viscères abdominaux, et surtout le foie, relativement plus volumineux.

Ajoutons que la poitrine des enfants est, en général, plus plate en arrière, les gouttières costo-vertébrales, où sont logées les parties postérieures des poumons, n'étant pas encore développées; qu'elle est plus bombée, plus régulièrement arrondie sur les côtés et en avant, par suite du léger embonpoint naturel dans la première enfance et du moindre relief des os et des muscles. Toutefois, même à l'état normal, il existe fréquemment, au tiers inférieur du thorax, une petite dépression des côtes, dépression circulaire, répondant aux attaches du diaphragme, et qui est comme le premier degré d'une déformation beaucoup plus marquée dans le rachitisme; plus bas, comme nous l'avons dit, les fausses côtes sont refoulées et soulevées par les viscères abdominaux. De cette disposition résulte une différence notable dans la capacité réciproque et dans la forme de la poitrine et du ventre; l'étroitesse de l'une, le développement et la saillie de l'autre, s'ils sont très-prononcés, en imposent aux mères et même aux médecins, et leur font croire à l'existence d'une affection abdominale, du carreau, par exemple.

Parfois, chez ces mêmes enfants au gros ventre, à la poitrine étroite, déjà un peu rachitiques, une tumeur, d'apparence singulière, espèce de bourrelet vertical, se montre à la partie médiane de l'abdomen, dans l'intervalle agrandi des muscles droits : cette tumeur, produite seulement au moment de l'effort, n'est autre chose que le relief des intestins refoulant la ligne blanche qu'ils écartent, comme chez les femmes nouvellement accouchées.

L'*inspection* suffit pour apprécier les changements que le thorax subit dans sa forme, soit l'ampliation dépendante d'un épanchement liquide ou gazeux dans la plèvre, la voussure localisée de la péricardite, les saillies arrondies des côtes gonflées par le rachitisme, au niveau de leurs articulations avec les cartilages ; soit le retrait d'un côté de la poitrine, chez les jeunes sujets atteints de pleurésie ancienne, et la scoliose consécutive. De plus, la vue constate sans peine, chez les rachitiques, et la dépression des côtes dont je parlais tout à l'heure (dépression quelquefois telle que, dans l'inspiration, le poumon en est comme étranglé), et les nodosités chondro-costales, qui forment comme un chapelet à l'extérieur, en même temps que, saillantes en dedans du thorax, elles s'impriment sur le parenchyme pulmonaire.

Pas n'est besoin de la *mensuration* pratiquée avec un lacs gradué ou avec le cyrtomètre pour apprécier ces modifications matérielles dans la forme de la poitrine : une précision mathématique dans des mesures, obtenues d'ailleurs difficilement chez les jeunes sujets, n'est point indispensable ; l'inspection directe, aidée et contrôlée par les autres méthodes d'exploration physique, suffit presque toujours pour juger avec assez d'exactitude du degré des déformations et de l'étendue des altérations anatomiques correspondantes.

Pour juger de la *dyspnée* et de ses différents degrés, il faut prendre les conditions physiologiques comme terme de comparaison. Dans l'acte respiratoire, l'enfant bien portant dilate sa poitrine par une ampliation lente et graduelle ; le thorax se soulève également des deux côtés ; l'ampliation s'effectue surtout par les côtes inférieures et le diaphragme, c'est-à-dire qu'il y a, dans la respiration des jeunes sujets, prédominance du type abdominal.

L'inspiration et l'expiration dont se compose l'acte res

piratoire m'ont paru avoir chez l'enfant le même rapport de durée relative que chez l'adulte, c'est-à-dire qu'elles sont entre elles comme 3 est à 1.

Quant au nombre des respirations, qui est de 18 à 22 par minute chez l'adulte, il s'élève presque au double dans l'enfance : ainsi sur 33 nouveau-nés, âgés de 1 à 7 jours et parfaitement bien portants en apparence, j'ai compté en moyenne 39 respirations par minute : le minimum était 24, et les chiffres les plus fréquents 32 et 36. M. Mignot (*Thèses de Paris*, 1851, n° 30, p. 12) a trouvé sur 14 nouveau-nés une moyenne de 35 respirations, chiffre très-voisin du nôtre et, comme je viens de le dire, presque le double de la moyenne chez les adultes. — Pour les enfants plus âgés, le nombre des respirations diminue légèrement; il fut, terme moyen, de 30 au lieu de 39, chez 25 sujets âgés de 4 mois à 14 ans que j'ai observés. De son côté, Valleix a également compté de 30 à 32 respirations pour les sujets de 7 mois à 2 ans et demi. MM. Rilliet et Barthez me paraissent donner un chiffre trop faible quand ils disent que les inspirations varient pendant la veille de 20 à 32, de l'âge de 2 à 5 ans; de 20 à 28 entre 6 et 10 ans et de 12 à 28 dans la période suivante (1). Nous en dirons autant de M. Bouchut qui attribue 20 à 30 respirations par minute aux très-jeunes enfants et 25, 30 et 35 quand ces mêmes enfants s'agitent et crient.

La veille trouble le rhythme des mouvements respiratoires et en augmente notablement la quotité, surtout chez les très-jeunes sujets; de sorte que, bien plus encore que pour le pouls, c'est en examinant l'enfant endormi qu'on pourra le mieux apprécier l'état normal de la respiration. C'est surtout chez les enfants à la mamelle que l'agitation

---

— (1) *Traité des maladies des enfants*, t. I, p. 89, 2ᵉ édition.

et les émotions quelconques déterminent une singulière accélération de l'acte respiratoire.

Il est un certain nombre d'enfants qui, par le fait d'une idiosyncrasie, ont facilement de 40 à 50 respirations par minute; à. plus forte raison cette accélération s'observe-t-elle plus spécialement chez ceux qui ont une déformation rachitique du thorax, ou bien dont la membrane muqueuse respiratoire sécrète d'abondantes mucosités et qui ont, comme on dit, la *poitrine grasse*. — Notons, enfin, qu'on voit quelques très-jeunes enfants tellement sensibles à la moindre émotion, même de joie, qu'ils s'agitent alors sur les bras de leurs nourrices et respirent avec une rapidité si grande, qu'ils semblent anhélants; si l'on trouve moyen de les distraire, ils regardent étonnés, suspendent les mouvements de leur poitrine; puis ils éclatent en pleurs ou en rires, et leur anhélation recommence pour s'arrêter encore, et cette scène physiologico-pathologique se renouvelle plusieurs fois par jour.

Afin de compter le nombre des respirations, il ne faut pas appliquer la main sur le thorax ou l'abdomen; l'enfant en éprouverait une sensation désagréable, il s'agiterait, et les mouvements respiratoires en seraient notablement augmentés. Le mieux est, dans ce cas, de fixer ses regards sur un point du corps ou du vêtement du petit malade, point mobile pendant l'ampliation du thorax, et à l'aide duquel on peut compter assez facilement le nombre des respirations. Il est avantageux de regarder le ventre à nu (en prenant soin, toutefois, de refroidir le moins possible l'enfant) et de juger ainsi, par le soulèvement alternatif de la paroi abdominale antérieure, du degré d'intensité de la dyspnée, le type abdominal s'exagérant beaucoup dans les maladies des voies respiratoires infantiles. Quant au nouveau-né renfermé dans ses langes, il est difficile de constater, chez lui, l'ampliation des parois thoraciques; on appréciera parfois alors la dyspnée d'une manière assez exacte par la dilatation des ailes du nez; et, de plus, le médecin, en approchant l'oreille de la bouche du petit malade, percevra le bruit que produit l'air en pénétrant dans la partie supérieure des conduits aériens; bruits qui seront d'autant plus retentissants et par suite plus perceptibles à distance, que la respiration sera plus rapide.

Examinée eu égard à son *rhythme*, la respiration, chez les enfants, est *accélérée*, *ralentie* ou *pervertie*.

Toute fièvre exagère beaucoup, chez le jeune sujet, le nombre des mouvements respiratoires, et, comme ceux-ci peuvent s'élever alors à 50, 60 et même 80 par minute, le médecin serait disposé à croire à l'invasion d'une maladie de poitrine, si l'auscultation, en lui faisant entendre seulement un murmure vésiculaire intense, mais partout également fort, ne venait rectifier son premier jugement et rassurer son esprit.

Les maladies du cœur, et surtout l'accumulation de liquide dans le péricarde, donnent aussi lieu à une notable dyspnée. Mais on comprend que ce soient surtout les affections des voies respiratoires qui augmentent le nombre des respirations : c'est dans la bronchite capillaire et dans la bronchio-pneumonie double qu'on rencontre ces chiffres de 80, 100, et même 120 respirations par minute, lesquels indiquent une altération profonde des organes de l'hématose et menacent le petit malade d'une asphyxie prochaine. C'est dans ces cas aussi qu'on observe une agitation, une anxiété extrêmes, une forte dilatation des ailes du nez, une suffocation imminente, puis de la cyanose et de l'anesthésie consécutives. Ces chiffres de 100 et 120 respirations, qui ne sont pas compatibles avec la vie, s'ils persistent pendant quelques jours, coïncident, en général, avec une augmentation considérable du nombre des pulsations. Hâtons-nous d'ajouter toutefois que, chez des enfants à la mamelle atteints de coqueluche, on peut observer pendant quelques jours cette excessive fréquence de la respiration sans que mort s'ensuive. Je me rappelle, entre autres, le cas d'un enfant de 9 mois, affecté de coqueluche fébrile et catarrhale, qui eut jusqu'à 120 respirations et 180 pulsations pendant deux à trois semaines; les minima étaient de 150 pulsations et de 80 à 90 respirations; et pourtant la guérison n'en fut pas moins obtenue.

Rappelez-vous encore que, si plusieurs causes de dyspnée sont réunies, celle-ci pourra être très-intense, sans que l'affection thoracique en ait nécessairement une très-grande gravité. Je me souviens d'un enfant de 6 mois, dont la poitrine était un peu étroite et qui, dans tout le cours d'une bronchite assez prolongée, eut constamment 80 respirations, bien que la phlegmasie des bronches fût légère et la sécrétion catarrhale presque nulle.

Le *ralentissement* de la respiration (plus encore que l'accélération) a de l'importance séméiotique, puisqu'on l'observe presque exclusivement dans la méningite tuberculeuse; et, dans cette affection, la respiration n'est pas seulement ralentie, elle présente un caractère bien remarquable, celui d'être suspirieuse. Dans son sommeil morbide, l'enfant semble respirer à peine, puis, de temps à autre, il pousse un profond soupir suivi d'une expiration quelquefois plaintive.

Dans les entérites cholériformes, dans la fièvre typhoïde à forme comateuse et adynamique, la respiration est quelquefois ralentie; mais, d'une part, ce ralentissement est beaucoup moindre que dans la méningite, et, dans la dothiénentérie, on l'observe beaucoup plus rarement, en raison de la congestion pulmonaire qui accompagne si souvent les formes graves de la maladie, et dont l'effet est d'accélérer les mouvements respiratoires.

N'oublions pas non plus le sclérème des nouveau-nés ou œdème algide, cette affection toute spéciale, la seule de toutes les maladies du cadre nosologique où l'on observe une dépression aussi considérable des forces vitales, un ralentissement simultané de la respiration et de la circulation, avec abaissement de la caloricité, ralentissement graduel qui aboutit à l'extinction totale.

Il est un certain nombre d'affections de l'enfance dans lesquelles la respiration est modifiée quant à son *rhythme*, et ces modifications sont quelquefois pathognomoniques : telle est, par exemple, la coqueluche, dont la quinte est constituée par une succession rapide d'expirations répétées, que suit une inspiration rauque ou sifflante; tel le spasme de la glotte, maladie dans laquelle l'enfant est pris d'une suffocation subite caractérisée par la difficulté, la prolongation et le sifflement de l'expiration; ainsi de l'asthme, où les troubles respiratoires sont, dans l'enfance, ce qu'ils sont aux autres âges, avec une intensité moindre, toutefois, parce que l'affection, qui durera des années, n'en est qu'à son début. Faisons remarquer du reste que l'asthme nerveux, inconnu dans la première enfance, ne se manifeste (et encore fort rarement) que dans la seconde; et les petits malades que l'on croit asthmatiques sont, le plus souvent, des tuberculeux chez lesquels les ganglions bronchiques volumineux et indurés compriment les grosses bronches ou les rameaux du pneumo-gastrique. J'ai présent à la mémoire un fait de ce genre des plus curieux. Un petit garçon d'environ 2 ans présentait, depuis quelques mois, des accès irréguliers de suffocation que l'on avait cru, en l'absence de signes physiques de phthisie pulmonaire, devoir rattacher à l'asthme : il succomba dans une attaque ; et, à la nécropsie, on trouva une ulcération de la trachée-artère à sa bifurcation par un ganglion bronchique hypertrophié. Cette masse tuberculeuse faisant saillie, par intervalles, dans le conduit aérien perforé, en rétrécissait le diamètre, et de là des accès d'étouffement dont la véritable cause avait été méconnue.

Je vous signalerai également la respiration saccadée de l'hystérie et surtout celle de la chorée, qui s'opère comme par secousses électriques.

Chez les rachitiques, la respiration offre aussi des particularités qui sont à noter : outre son accélération, elle a ceci de remarquable, que le thorax, au lieu de se dilater par les mouvements inspirateurs, se déprime, au contraire, à sa partie moyenne, de sorte que, dans les cas de déformation excessive des côtes, le poumon est comprimé et comme séparé en deux au moment où l'air, en y pénétrant, devrait en déterminer l'expansion.

Dans le croup, la respiration s'accomplit encore suivant un mode tout particulier : toujours laborieuse, elle est souvent intervertie dans son rhythme ; l'acte respiratoire commence par une expiration brève, suivie d'une inspiration longue, pénible, *serratique*, à la suite de laquelle l'enfant, comme épuisé par l'effort, fait une pause d'un instant. Dans tous les cas où la dyspnée est intense et l'asphyxie imminente, la contraction énergique du diaphragme fait rétracter l'épigastre, qui se creuse en une fossette dont la profondeur est proportionnelle à la gêne de la respiration. C'est ce qu'on désigne sous le nom de *tirage*. La dépression de la région épigastrique n'est, en aucune maladie, aussi marquée que dans la laryngite pseudo-membraneuse ; ce tirage indique toujours qu'il y a un obstacle à la pénétration de l'air dans ses voies naturelles, et que cet obstacle siége au larynx.

Que si, maintenant, nous étudions, au point de vue de la séméiologie, les phénomènes qui relèvent de la respiration, nous voyons que la *toux* fournit quelques signes importants pour le diagnostic de certaines maladies de l'enfance.

Et, d'abord, je vous signalerai la toux incessante qu'on observe au début de la coqueluche et surtout de la rougeole dont elle annonce l'exanthème.

Cette toux incessante, on l'observe encore chez quelques enfants dès qu'on vient de les mettre au lit ; la toux est alors courte, sèche, et provient évidemment de la gorge et non du fond de la poitrine ; elle tient, en effet, à une angine pharyngée chronique, avec allongement de la luette, laquelle vient chatouiller la langue quand l'enfant est placé dans le décubitus dorsal.

La toux nerveuse de l'hystérie, de la chorée (1), est pareillement remarquable par son incessante répétition ; je vous engage, toutefois, à vous méfier de cette toux en apparence nerveuse : trop souvent, surtout chez les très-jeunes enfants qui ne connaissent pas encore l'hystérie, elle est, comme l'asthme, sous la dépendance de la tuberculisation des ganglions bronchiques et un des premiers signes d'une phthisie qui, d'abord bronchique, deviendra plus tard pulmonaire.

Certaines maladies de l'enfance se révèlent par une toux pathognomonique : ainsi le spasme de la glotte et la coqueluche, comme nous l'avons dit plus haut ; ainsi la laryngite simple, aiguë ou chronique, où la toux est, ainsi que

(1) La toux nerveuse par chorée est d'ailleurs un fait exceptionnel : j'ai pu vous en montrer un exemple chez une petite fille, d'une dizaine d'années, atteinte d'une légère danse de Saint-Guy, et qui eut, pendant quelques jours, une toux sèche, courte, incessante, manifestement spasmodique (*chorée du larynx*).

la voix, plus ou moins altérée, sans timbre spécial; ainsi la rougeole, dont le catarrhe initial se caractérise, chez quelques sujets, par une toux *férine*; ainsi, enfin, le faux croup, dans lequel la toux, en même temps que persiste la voix, est haute, sonore, éclatante (ce que le mot *clangor* exprimerait très-bien); tandis que, dans le croup vrai, la toux est sourde, rauque, déchirée, et quelquefois comme métallique, alors que la voix, rauque d'abord, ne tarde pas à s'éteindre.

Billard, et après lui M. Bouchut, ont longuement étudié le *cri* de l'enfant; mais peut-être ces auteurs ont-ils exagéré l'importance séméiotique de ce moyen d'expression.

Permettez-moi, avant de vous signaler les variétés du cri pathologique et de vous dire quelle en est la véritable valeur, d'entrer dans quelques détails sur le cri physiologique chez les enfants.

Si l'on écoute avec attention le cri normal d'un nouveau-né, on le trouve composé de deux parties : le cri proprement dit, accompagnement et produit de l'expiration, puis la reprise, qui résulte de l'inspiration.

Le timbre particulier du cri varie comme la voix humaine elle-même, et le langage ne saurait en exprimer l'infinie variété; néanmoins la mère sait parfaitement distinguer, au milieu de tous les autres, le cri de son enfant.

Le cri n'étant réellement que l'inspiration et l'expiration devenues sonores, il doit être accompagné de tous les mouvements de la face et du tronc que détermine l'acte respiratoire, alors que celui-ci est pénible et forcé.

« Lorsque l'enfant se pâme, dit Billard, la bouche reste béante, et la face est, pour ainsi dire, dans un état de contraction permanente, jusqu'à ce que l'effort pénible de la respiration se termine enfin par un cri violent que l'enfant semble avoir préparé par un effort long et pénible. »

On a dit que le cri était une fonction ; et, en effet, les enfants très-jeunes ne versent jamais ou presque jamais de larmes ; « la sécrétion lacrymale reste nulle, malgré l'agitation et les cris réitérés d'un jeune enfant tourmenté par l'insomnie, le malaise et la douleur. »

Si l'on examine, avec Billard, les causes et l'expression du cri, on voit que l'enfant crie en tombant dans le monde extérieur, sans doute par suite d'une douleur qu'il ressent ; du reste, on peut le considérer comme vigoureux et très-viable, quand son cri est soutenu, sonore et facile, ce qui est l'indice d'une respiration libre et large. Si des enfants, en apparence robustes, crient difficilement, prenez garde qu'ils ne succombent, *in limine vitæ*, asphyxiés ou apoplectiques.

Plus tard, si le nouveau-né crie, c'est qu'il a du malaise, et ce malaise provient souvent de ce qu'il est gêné ou dans sa couche ou dans les langes qui l'emprisonnent : on le relève, on le relâche, et il cesse de crier. Si le malaise est léger, la moindre diversion peut calmer l'enfant et mettre fin à ses plaintes.

Le besoin d'aliments fait encore crier le jeune enfant ; il faut s'assurer alors depuis quand il a bu ou pris le sein ; mais il arrive aussi que l'enfant crie par suite d'une mauvaise digestion, et alors on le voit souvent rejeter du lait mal digéré ; en pareille circonstance, le ventre est ballonné, et les garde-robes sont mauvaises.

Le *cri de la douleur* est remarquable par sa force, sa fréquence, son opiniâtreté, par l'expression de la physionomie de l'enfant, et enfin par la coïncidence d'autres troubles locaux ou généraux.

Il est des enfants qui crient incessamment, sans motif.

appréciable et sans qu'on les voie dépérir : les nourrices les appellent avec raison des *enfants méchants*.

Ces cris peuvent devenir le point de départ d'une série de lésions ou de troubles fonctionnels; ainsi, il en résulte des extinctions de voix, des troubles dans la circulation pulmonaire, dans le système veineux général, d'où la congestion et la teinte violacée de la face et même de toute l'habitude du corps ; d'où des congestions des poumons, du cœur et même du cerveau ; d'où encore des hernies. Il faut donc tâcher de calmer les enfants, et, pour cela, on devra régler les heures de l'allaitement, les accoutumer à dormir au milieu du bruit, leur laisser assez de liberté dans leurs langes, les tenir bien couchés dans une température douce et uniforme, les bercer par des chants plutôt que par des mouvements.

Les enfants un peu plus âgés, chez lesquels la volonté ou les passions commencent à intervenir, poussent quelquefois des cris ou plutôt des criailleries, qu'on ne saurait attribuer à aucune des causes précédentes : ce sont des cris d'impatience, de mauvaise humeur ou même de mauvais caractère; ils se livrent à ces démonstrations quand on contrarie leurs désirs, ou que, ne les devinant point, on n'y satisfait pas assez vite. Ce qui distingue de tels cris, c'est qu'en général ils produisent peu ou point d'accélération du pouls.

Lorsque le cri est imparfait, pénible, étouffé, et que la reprise seule se fait entendre, c'est un signe probable d'engouement ou d'inflammation pulmonaires ; il nous a paru voilé ou plutôt cassé dans les angines laryngo-trachéales ; dans la laryngite striduleuse, il a parfois, comme la toux, un timbre éclatant, comparable à l'aboiement d'un chien, et plus manifeste dans la reprise que dans le cri lui-même.

Le cri est grêle dans le sclérème, et dans tous les cas où

l'enfant est très-chétif et débilité : il peut même être presque éteint, dans les dernières heures ou les derniers jours de la vie. De même que la voix, il est complétement éteint dans la laryngite pseudo-membraneuse, et quelquefois même dans la laryngite simple.

Dans les affections cérébrales aiguës (méningites, méningo-encéphalites, etc.), les enfants poussent des cris qui ont un caractère spécial et qui sont connus, depuis Coindet, sous le nom de cris *hydrencéphaliques;* le plus ordinairement l'enfant sort tout à coup de l'assoupissement dans lequel il était plongé, jette un cri aigu, perçant, qui est vraisemblablement l'expression d'une vive douleur, puis il retombe aussitôt dans le coma. Cette dénomination d'*hydrencéphalique* est d'ailleurs assez inexacte : car le cri se lie si peu à l'accumulation de liquide dans les ventricules du cerveau, qu'on le constate dans des cas de méningite où l'autopsie révèle l'existence dans les ventricules d'une quantité presque normale de sérosité, et qu'on le rencontre pareillement dans certaines dothiénentéries, à forme cérébrale, où rien ne démontre une augmentation notable du liquide encéphalique. Peut-être vaudrait-il mieux donner à cette expression vraiment spéciale de la souffrance chez l'enfant le nom de *cri cérébral.*

Tous les médecins familiarisés avec les maladies infantiles ont remarqué que le cri accompagné de pleurs est d'un pronostic moins grave que le cri sans pleurs. Le premier, en effet, exprime surtout le malaise, la douleur, ou même seulement les colères de l'enfant, tandis que le second annonce un état pathologique réel.

Chez les enfants plus âgés, la *voix* présente certains caractères qui ne sont pas sans intérêt dans la pratique. Comme la toux, elle a des caractères variables dans la laryngite simple et dans la laryngite pseudo-membraneuse :

elle est tantôt à peine rauque, tantôt rauque et bruyante, et d'autres fois éteinte. Pour des raisons bien différentes, c'est dans le croup et le *cholera infantûm* que l'extinction de la voix est la plus complète : la voix cesse de se faire entendre dans le premier cas, parce que des fausses membranes empêchent les vibrations sonores des cordes vocales, tandis qu'elle s'éteint, dans le second cas, comme s'éteignent les forces mêmes de la vie.

Quant à l'extinction de la voix par cause nerveuse, telle qu'on l'observe chez l'adulte dans l'hystérie, on ne la rencontre presque jamais chez les jeunes sujets.

Il est une modification toute particulière de la voix qui peut conduire rapidement au diagnostic : nous voulons indiquer la voix *nasillarde*, laquelle est souvent le premier signe d'une paralysie diphthéritique, mais qui dépend, d'ordinaire, soit d'une hypertrophie des amygdales avec disposition en ogive de la voûte palatine, soit d'une division congénitale de cette même voûte (avec traces d'opération de bec-de-lièvre), ou d'une perforation d'origine scrofuleuse ou syphilitique.

SEPTIÈME LEÇON.

DE LA PERCUSSION DANS LES MALADIES DES VOIES RESPIRATOIRES.

Dans les *maladies des voies respiratoires* des enfants, les symptômes fonctionnels sont très-variables et souvent hors de proportion avec les lésions anatomiques ; de plus, en bien des cas, les phénomènes sympathiques, qui sont si facilement et si vivement excités dans le jeune âge (vomissement, agitation ou abattement, convulsions, etc.), masquent l'affection de poitrine par les apparences d'une affection de l'estomac ou de l'encéphale ; il s'ensuit que le praticien pourrait aisément se méprendre sur la gravité et la nature d'une maladie des organes de la respiration, si la *percussion* et l'*auscultation* ne venaient corriger, par la précision de leurs résultats, l'incertitude des autres méthodes de diagnose, et fournir les meilleures données à la séméiotique. Il importe, toutefois, de savoir que ces méthodes d'investigation physique ne sont pas seulement plus difficiles à mettre en œuvre chez les enfants, mais encore qu'elles donnent chez eux des résultats moins certains que chez les adultes.

Il est à cela des raisons de plus d'un genre : d'une part, certains états pathologiques, habituellement très-faciles à reconnaître par la percussion et l'auscultation, sont ou plus rares ou moins nettement accusés dans le jeune âge : ainsi, l'emphysème pulmonaire chronique, la pneumonie lobaire, les vastes cavernes tuberculeuses, sont moins souvent observés chez les enfants que chez les sujets plus

âgés; d'autre part, les signes physiques des affections pulmonaires sont moins évidents, parce que ces maladies
sont plus complexes : ainsi, la phlegmasie catarrhale se
montre généralisée à tout l'arbre respiratoire, dans certaines affections, telles que le croup, la coqueluche, la
rougeole ; ainsi, la pneumonie se complique presque toujours de bronchite (bronchio-pneumonie), et les tubercules
accompagnent assez fréquemment la phlogose du parenchyme pulmonaire. Il est donc quelquefois très-difficile
de distinguer si les signes physiques sont produits par un
état organopathique simple ou complexe ; et ce n'est qu'en
les comparant aux troubles fonctionnels, en étudiant la
marche et l'évolution des phénomènes anomaux de tout
genre, qu'on parviendra à établir définitivement le diagnostic.

Commençons l'étude des signes physiques par celle de
la *percussion*.

Je dois, avant tout, décliner la prétention de faire ici un
traité (voire seulement un *précis*) *de percussion* : je me bor-
nerai à montrer les différences principales que présente
la plessimétrie pratiquée sur les jeunes sujets.

Dans cette étude pratique des bruits de percussion dans
les maladies de poitrine de l'enfance, je conserverai les divisions et dénominations anciennes et déjà bien connues ;
celles de MM. Skoda et Woillez (1) peuvent être, je le
reconnais, plus complètes et plus conformes aux lois et
au langage de l'acoustique ; mais elles ont un vice capital,
c'est de n'être accessibles ni à tous les esprits, ni à toutes
les oreilles ; pour la *tonalité*, par exemple, « tout le monde
n'est pas apte à distinguer les rapports des sons aigus et

(1) *Études sur les bruits de percussion thoracique.* (*Archiv. gén. de méd.*,
mars et avril 1855.)

graves ; » et le professeur de clinique, trop souvent inha-
bile artiste, ne saurait exiger de ses élèves, ni leur donner
une oreille musicale.

RÈGLES.

S'il est aisé de prescrire des *règles* relatives au mode opératoire, il n'est pas certain que le petit malade permette au
médecin de les suivre. Je dirai, cependant, d'une manière
générale, que, dans l'exploration physique des voies respiratoires, c'est par la percussion qu'il faut finir l'examen ;
cette méthode d'investigation, qui contrôle les résultats
fournis par l'auscultation et leur donne plus de précision,
étant d'ordinaire la plus difficile à mettre en œuvre et la
moins bien tolérée par l'enfant ; j'ajouterai conséquemment le précepte de pratiquer la percussion le plus vite et
en même temps avec le plus de douceur qu'il sera possible.

Malgré les difficultés inhérentes à l'examen des jeunes
sujets, essayons de tracer des règles que l'explorateur
pourra suivre dans la majorité des cas.

D'abord, la position à donner à l'enfant devra varier
suivant l'affection dont on le supposera atteint ; et, pour
faciliter autant que pour abréger l'observation, on aura
tout avantage à percuter premièrement au point d'é-
lection de tel ou tel produit pathologique dont on soup-
çonne la présence : par exemple, au sommet de la poitrine,
dans les cas de tubercules pulmonaires, et, à la base, dans
le cas d'un épanchement pleurétique.

Pour percuter la partie postérieure du thorax, on fera
mettre le petit malade sur son séant dans son lit ; parfois il
sera préférable de l'asseoir sur les genoux de sa mère ou
de sa nourrice, ou, s'il est très-jeune, de l'y étendre à plat
ventre.

Pour la percussion de la partie antérieure de la poitrine,

le décubitus dorsal est, comme pour l'adulte, la position
que l'on doit préférer.

Il faudra d'ailleurs faire en sorte que l'enfant garde
immobile la position qu'on aura pu lui donner. S'il s'agite
et se dérobe à la percussion, il en résultera des difficultés
dans l'exploration et des causes d'erreur ; car le changement de posture empêche de percuter exactement dans les
mêmes points du côté sain et du côté malade, et prive l'observateur d'un terme de comparaison ; de plus, le degré
de tension des plans musculaires de la poitrine est modifié,
et l'on sait qu'une tension trop forte des muscles de la
paroi thoracique a pour effet de diminuer de beaucoup
la sonorité de la poitrine. Aussi, chez les enfants qu'il
est difficile de tenir assis dans une position parfaitement
symétrique, arrive-t-il très-souvent qu'on perçoive à la
base de la poitrine une matité qu'on croit devoir rattacher
à un épanchement pleurétique, et qui n'est en réalité que
le résultat d'une tension exagérée de la paroi du thorax.

Dans d'autres cas, au contraire, cette même matité tient
à ce que les muscles du dos et des lombes sont dans un
trop grand état de relâchement, chez les nouveau-nés, par
exemple, qui, ne pouvant encore se tenir droits, sont af-
faissés sur eux-mêmes dans les bras de leur nourrice.

Il faut donc, quand on a obtenu un premier résultat
plessimétrique et avant d'en tirer une conclusion, faire
varier un peu la position de l'enfant, afin de s'assurer si
ce résultat persiste à un second examen.

Comme la *percussion immédiate* doit être pratiquée avec
une certaine force, afin de faire rendre à la poitrine des
sons suffisamment intenses pour être significatifs, on ne
pourra guère l'employer chez l'enfant, attendu que la légère douleur qu'il en ressentirait le rendrait indocile et le
ferait se refuser à tout examen ultérieur.

D'un autre côté, si le *plessimètre* délimite mieux les organes et rend plus manifestes leurs lésions ; si, par ces motifs, il est tellement précieux pour l'examen des adultes, et surtout lorsqu'il s'agit de tracer le dessin du cœur afin d'en avoir la position, la forme et le volume exacts, on ne peut se dissimuler qu'il n'est pas toujours d'un emploi facile chez l'enfant malade : chez ce jeune être, qu'étonnent déjà les sensations morbides, nouvelles pour lui, la vue d'un instrument inconnu, tout inoffensif qu'il soit, provoque parfois la frayeur ou la colère, détermine des cris dont la persistance et l'éclat rendent la percussion illusoire ou impossible. Ce qui est vrai du plessimétrisme avec le doigt l'est bien plus encore du plessimétrisme avec le *marteau*, dont je déconseille formellement l'usage.

Aussi la *percussion sur le doigt* devra-t-elle être habituellement préférée, parce que le doigt, appliqué sur une partie quelconque du thorax, peut aisément suivre tous les mouvements de l'enfant ; parce qu'il s'adapte plus exactement aux inégalités de la poitrine ; parce qu'enfin, organe du toucher, il ajoute la sensation tactile aux perceptions de l'ouïe (ce que ne fait point un instrument inerte).

Relativement au *procédé opératoire*, je conseille, pour la percussion de la partie postérieure de la poitrine, comme étant à la fois plus expéditif et plus commode, de placer verticalement le doigt *plessimétrique* (le médius) et de frapper ainsi dans toute la hauteur du thorax sur ce doigt qui reste immobile. En avant, il est parfois plus avantageux de pratiquer la percussion dans le sens horizontal, en plaçant le médius ou l'index entre les espaces intercostaux. Du reste, la situation du médecin, soit à droite, soit à gauche du petit malade, ainsi que les diverses positions du doigt, seront subordonnées à la nécessité de percuter commodément et vite.

Il va sans dire qu'on débarrassera les très-jeunes sujets des vêtements épais qui couvrent la poitrine, et qu'on leur laissera seulement une chemise ou une petite brassière. Les enfants plus âgés permettront souvent qu'on percute à nu la partie antérieure, ce qui vaudra beaucoup mieux pour tracer le dessin du cœur.

Il n'est point aisé de pratiquer, chez l'enfant, la percussion que M. Piorry a désignée sous le nom de *percussion profonde*, et qui a pour but d'obtenir simultanément le son produit par deux organes superposés, comme le sont, par exemple, le poumon et le cœur. Il est indispensable, au contraire, de percuter le plus doucement et le plus légèrement possible. On comprend que l'enfant ne permette tout au plus que cette percussion légère, surtout si l'examen doit être un peu prolongé. Et, d'ailleurs, elle nous paraît de nature à manifester le plus sûrement la véritable sonorité de la poitrine : comme elle n'est pas douloureuse, elle n'excite pas la révolte de l'enfant, et celui-ci ne contractant pas ses plans musculaires, il en résulte que les sons obtenus de l'un et de l'autre côté du thorax sont de tout point comparables, et que les différences produites par la maladie n'en sont que plus évidentes.

PHÉNOMÈNES PHYSIOLOGIQUES.

En général, par suite de la faible épaisseur des parois thoraciques et des masses musculaires qui les recouvrent, la sonorité de la poitrine est naturellement beaucoup plus grande chez les enfants que chez les adultes.

En avant et *à droite*, le son clair (*pulmonal* de M. Piorry) existe intense jusqu'à la quatrième ou la cinquième côte (1) :

(1) La situation du mamelon étant variable (et en outre elle est plus élevée chez les enfants que chez les adultes), il convient mieux de

à ce niveau, on rencontre le foie qui, plus gros proportionnellement qu'aux autres âges, remonte plus haut dans la
poitrine, s'étend jusqu'à l'épigastre, recouvre souvent
l'estomac, et conséquemment l'on perçoit, dans les régions
correspondantes, une forte matité.

A gauche, le même son pulmonal intense se fait entendre jusqu'à la deuxième ou troisième côte seulement, et, à
partir de ce point, il est remplacé par la matité cardiaque,
laquelle s'étend du deuxième au quatrième espace intercostal (Voy., plus loin, *Percussion* et *Auscultation du cœur*) ;
au-dessous de la pointe du cœur, on perçoit la sonorité
tympanique de l'estomac.

La partie médiane de la paroi antérieure du thorax, ou,
en d'autres termes, la *région sternale*, donne parfois, à sa
partie supérieure, chez les très-jeunes enfants, un son
moins clair que chez les adultes, en raison de la présence
du thymus, qui persiste pendant un temps très-variable,
comme on sait. Puis le son clair existe jusqu'à la ligne de
niveau du foie, que nous avons dit se prolonger le plus souvent au creux épigastrique.

Latéralement, la percussion, d'ailleurs plus difficile,
fournit un son clair, du creux de l'aisselle à la limite supérieure du foie à droite, et à la limite supérieure de la rate
à gauche. Quant aux dimensions de celle-ci, elles sont tellement variables aux différentes périodes de l'enfance, qu'il
est impossible d'assigner rigoureusement le point de la région thoracique auquel elle correspond. On conçoit que, si
cet organe est hypertrophié par le fait de fièvres intermittentes prolongées, il sera facile de percevoir une matité

prendre pour points de repère les côtes, dont les rapports de position
avec les organes thoraciques sont plus fixes. Chez l'adulte, le son pulmonal descend jusqu'à la sixième ou même la septième côte.—MM. Rilliet
et Barthez fixent cette limite inférieure de la sonorité pulmonale de 2
à 5 centimètres au-dessous du mamelon.

qui pourra remonter jusqu'à la cinquième ou quatrième côte. Du reste, dans ces cas d'hypertrophie de la rate, comme dans ceux d'hypertrophie du foie, on sera mis sur la voie de la modification anatomique parce qu'on sentira avec la main l'un ou l'autre organe dépassant le rebord des côtes.

Ajoutons que la hauteur de la cavité pectorale, déjà moindre normalement chez les jeunes sujets, est encore diminuée très-souvent par la tympanite, état morbide si fréquent chez les enfants à la mamelle, par suite duquel le diaphragme et les poumons sont refoulés de telle sorte, que le champ de la sonorité pulmonale en est rétréci d'autant.

En arrière, le thorax devrait donner à la percussion un son clair dans toute sa hauteur jusqu'au diaphragme, et des deux côtés également : mais le degré variable d'épaisseur des parois pectorales dans les diverses régions, et même la densité différente, suivant l'âge, des parties musculeuses et surtout osseuses, entraînent de notables différences dans la sonorité, qui sera beaucoup plus forte dans la moitié inférieure que dans la moitié supérieure, occupée par l'omoplate.

On se souviendra que, en raison du volume du foie, le son pulmonal, remplacé par la matité hépatique, finit un peu plus haut à droite qu'à gauche où parfois il se confond, sans nuance bien distincte, avec le son stomacal ou intestinal. D'après les mesures de MM. Rilliet et Barthez, la sonorité descendrait, à droite, jusqu'à la onzième vertèbre dorsale, et, à gauche, jusqu'à la douzième (1).

(1) Cette indication est plus précise (et surtout plus facile à retenir) que les suivantes, données également par MM. Rilliet et Barthez (t. I, p. 50) : « Chez les enfants de 3 à 5 ans 1/2, la hauteur doit être, pour la sonorité, de 17 à 21 centimètres; chez les enfants de 6 à 10 ans, la sonorité s'étend de 17 à 24 centimètres; à l'âge de 11 à 15 ans, la limite

Pour l'examen de la partie postérieure du thorax, l'enfant ne reposant pas sur un plan solide, comme dans l'exploration des régions antérieures, et se trouvant couché ou assis irrégulièrement, il résulte de la position non symétrique du corps une inégale contraction des muscles qui modifie les sons manifestés par la percussion. Aussi, pour être certaine, celle-ci devra-t-elle être pratiquée avec beaucoup de soin et répétée, autant que possible, en comparant attentivement les sons obtenus de l'un et de l'autre côté.

Je rappellerai aussi que le rachitisme, si commun dans les premières années de la vie, change les formes du thorax et diminue la solidité des parois osseuses ; que, porté à l'extrême, il modifie la position des viscères et détermine la compression du tissu pulmonaire ; il s'ensuit que cette affection pourra faire varier considérablement la sonorité des différentes régions du thorax.

PHÉNOMÈNES PATHOLOGIQUES.

La valeur séméiotique des modifications de sonorité de la poitrine révélées, dans l'état morbide, par la percussion, est, d'une manière générale, beaucoup moins grande chez l'enfant que chez l'adulte.

Ainsi, pour prendre tout de suite un exemple, examinons les cas où la *sonorité du thorax est augmentée*.

Supposons que le son soit *intense* ; il sera difficile de décider, par la percussion seule, si cette sonorité est physiologique, puisque normalement le son est très-clair chez

inférieure est de 22 à 27 centimètres. » — Du reste, bien que la notion de ces limites moyennes ne soit pas sans importance pour le diagnostic, il est évident qu'il faudra se fier davantage aux résultats fournis par les divers modes d'exploration clinique, dans les cas douteux d'épanchement pleural peu considérable ou de pneumonie circonscrite à la base de la poitrine.

certains sujets, ou si, au contraire, elle est pathologique et ·dépendante soit d'un emphysème du poumon, soit de quelque autre condition morbide.

Si l'*emphysème pulmonaire* chronique, si l'emphysème de l'asthme qui, chez l'adulte, donne lieu à la dilatation de la poitrine, à la saillie des espaces intercostaux, etc. ; si, dis-je, cet emphysème est rare chez l'enfant, par contre, l'emphysème est très-commun à l'état aigu, soit qu'il accompagne la pneumonie lobulaire, soit qu'il résulte des accès de suffocation du croup ou des fortes quintes de la coqueluche. Eh bien, dans le cas où l'on trouve, à l'autopsie, cet emphysème le plus prononcé, qu'il soit simplement pulmonaire ou qu'il soit aussi sous-pleural (et même médiastin, comme nous en avons publié de curieux exemples (1)), il a presque toujours été impossible de le reconnaître, pendant la vie, par le seul fait de la sonorité ; celle-ci avait, sans doute, été très-grande, mais sans différer sensiblement de la sonorité normale à son maximum, et, en outre, comme elle existait égale des deux côtés de la poitrine, on n'avait pu s'éclairer par la comparaison.

La sonorité exagérée, tympanique du *pneumo-thorax* serait plus facilement appréciée, par cela surtout qu'on peut comparer les deux côtés inégalement sonores, et celle du *pneumo-hydrothorax* le serait aussi aisément par le contraste entre la résonnance excessive de la partie supérieure de la poitrine et la matité de la partie inférieure.

Le son tympanique de la *pleurésie*, signalé pour la première fois par Auenbrugger, et si bien étudié par Skoda,

---

(1) *De l'emphysème généralisé* (pulmonaire, sous-pleural, médiastin et sous-cutané). *Archives générales de médecine*, 1862. — L'emphysème sous-cutané des parois thoraciques se reconnaîtrait à une crépitation particulière sous le doigt, mieux que par la plessimétrie.

est manifeste, dans l'enfance comme aux autres âges, avec les mêmes caractères et dans les mêmes conditions patho-logiques (son tympanique au maximum dans la région sous-claviculaire, au-dessus du niveau du liquide) ; nous l'avons constaté dans la majorité des cas de pleurésie avec épanchement moyen : toutefois, c'est un signe qui n'a de valeur que par le contraste avec la matité qui existe au-dessous et avec la sonorité pulmonale de la région sous-claviculaire opposée.

Ce son tympanique, nous l'avons pareillement constaté avec une tonalité particulière, chez les jeunes sujets at-teints de *pneumonie ;* Skoda avait remarqué que ce son était manifeste quand on percutait sur une portion du pou-mon légèrement engouée. Sa remarque, déjà vraie pour les adultes affectés de phlegmasie du parenchyme pulmo-naire, l'est plus encore pour les enfants. Pour la *bronchio-pneumonie* de cet âge, il existe, en effet, des conditions multiples de sonorité exagérée : la congestion, à la période initiale, est disséminée dans un plus ou moins grand nombre de lobules contigus à des lobules restés sains ; ces derniers sont perméables à l'air, et quelquefois même sont devenus emphysémateux par suite de l'arrivée impétueuse de l'air dans leurs cellules ; de sorte qu'au lieu de la matité classique qu'on s'attend à percevoir, c'est beaucoup plus souvent une grande sonorité que l'on constate. Et c'est lorsque certains lobules, non plus simplement congestion-nés, mais indurés par suite du processus morbide, se sont réunis et forment des noyaux compactes plus ou moins étendus, c'est seulement alors qu'une matité légère suc-cède à ce tympanisme inattendu.

Il n'est pas jusqu'aux *tubercules disséminés*, qui, par la combinaison des mêmes conditions anatomiques (lobules engoués et lobules emphysémateux), ne puissent quelquefois donner lieu à l'exagération du son de la poitrine.

En résumé : 1° une grande sonorité du thorax peut exister à l'état parfaitement normal ; 2° à l'état pathologique, elle peut être le signe de plusieurs conditions morbides très-différentes (emphysème pulmonaire, bronchio-pneumonie, pneumo-thorax, épanchement pleurétique, l'exagération du son étant presque toujours partielle dans ces deux derniers cas). On voit donc que la signification pathologique de la résonnance exagérée du thorax est complexe et conséquemment douteuse, et que la percussion seule fournit des données incertaines qui ont besoin du contrôle des autres méthodes d'investigation et surtout de l'auscultation.

Recherchons maintenant quelle est la valeur séméiotique de la *matité* dans les affections de poitrine de l'enfance :

La *diminution de la sonorité pectorale* a la même *signification morbide* chez les enfants et chez les adultes, puisqu'elle se lie aux mêmes altérations pathologiques ; et, chez les uns comme chez les autres, l'obscurité du son étant en raison directe de la disposition des lésions anatomiques, de leur degré, de leur étendue, la matité pourra être tantôt légère et tantôt forte dans les mêmes maladies.

Cependant il y a, pour le jeune âge, dans cette signification morbide de la *matité*, des différences que je dois signaler.

On pourra constater, à la percussion du thorax, une obscurité du son plus ou moins grande dans les états pathologiques suivants :

1° *Augmentation de densité du poumon moins aéré* : Congestion (splénisation, carnification) ; — induration par la pneumonie ou les tubercules ;

2° *Maladies de la plèvre* : Épanchements pleuraux ; —
pleurésie chronique, tuberculeuse; — hydatides ;

3° Hypertrophie du thymus ; — phthisie bronchique.

Reprenons chacune de ces données.

Dans la *congestion pulmonaire*, qu'elle soit aiguë ou
chronique ; qu'elle soit inflammatoire, œdémateuse ou
apoplectiforme ; qu'elle ait donné lieu à ces altérations du
parenchyme décrites sous le nom de splénisation ou de
carnification et qui sont très-communes dans l'enfance
(congestion des fièvres éruptives et surtout de la rougeole,
bronchio-pneumonie à la première période, etc.) ; dans
ces divers *engorgements* du parenchyme, le tissu du poumon n'a que peu perdu de sa densité, et il retient parfois encore de l'air dans quelques-unes de ses cellules;
de là seulement une *obscurité du son* dans les régions correspondantes du thorax, et même, très-souvent, une tonalité modifiée (son tympanique de Skoda).

Cette obscurité du son se change en *matité* vraie et sans
élasticité sous le doigt, dans l'*induration* du parenchyme,
qu'elle soit pneumonique ou tuberculeuse.

Mais, il faut le remarquer, la *pneumonie* de l'enfance
étant beaucoup plus souvent lobulaire que lobaire, un lobule sain ou même emphysémateux se trouve à côté d'un
lobule induré, de sorte qu'au lieu de la matité prévue,
c'est encore un son obscur ou même normal ; bien plus,
c'est un son quelquefois exagéré ou modifié dans sa tonalité comme tout à l'heure, que l'on perçoit par la percussion ;
c'est seulement lorsque les lobules d'abord congestionnés,
puis indurés, sont devenus confluents, et que la pneumonie en progrès, de lobulaire est devenue pour ainsi dire lobaire, que la matité existe, et encore cette matité n'est-elle
jamais aussi complète que dans l'hépatisation de la pneumonie franche : en effet, les lobules successivement alté-

rés ne le sont pas tous au même degré et n'ont par conséquent pas la même augmentation de densité. On comprend ainsi pourquoi la bronchio-pneumonie des enfants ne donne presque jamais lieu à une matité absolue, et pourquoi, à sa première période, elle échappe à la percussion comme échappe ordinairement, chez l'adulte et l'enfant, l'*apoplexie pulmonaire*, laquelle ne procède le plus souvent que par noyaux circonscrits.

De même pour les tubercules ; ils se dérobent à la percussion s'ils sont disséminés (granulations grises, infiltration miliaire, petites masses), et ils ne sont appréciables par ce moyen d'investigation que si la matière tuberculeuse est agrégée en masses volumineuses, ou s'il y a simultanément induration du parenchyme ambiant ; c'est dans ce dernier cas seulement que la matité sera complète.

C'est dans les *épanchements pleuraux* que la sonorité thoracique est le plus, et aussi le plus tôt, diminuée : qu'ils soient constitués par de la sérosité pure (*hydrothorax*) ou par de la sérosité inflammatoire (*pleurésie*), par du pus ou du sang (*empyème*, *pleurésie hémorrhagique*), il est aisé, dès les premiers jours, dès les premières heures de la maladie, et aussitôt qu'une quantité même modérée de liquide est contenue dans la plèvre, il est aisé, dis-je, de constater une matité complète, à la base de la poitrine ; et ultérieurement cette matité par son étendue progressive ou décroissante marquera les progrès ou la décroissance de l'épanchement.

Rien que par le degré excessif de cette matité, par sa précocité (et par sa marche), il serait possible d'établir le diagnostic entre la *pleurésie* et la *pneumonie* : car le tissu pulmonaire enflammé ne s'indure presque jamais assez également sur tous les points pour que le son donné par la percussion soit mat d'une manière uniforme et absolue, et il met aussi un plus long temps à acquérir une densité suffisante ; le diagnostic est encore rendu plus facile par le contraste qui existe, dans la pleurésie (presque toujours unilatérale), entre le côté malade et le côté sain, tandis que, dans la bronchio-pneumonie (qui est le plus souvent double), cette opposition de sonorité fera défaut.

Nous avons publié, il y a quelques années, deux cas d'*hydatides de la plèvre* chez de jeunes sujets ; et, dans ces deux cas, on avait cru d'abord, ainsi qu'il arrive presque toujours, à l'existence d'une pleurésie chronique tuberculeuse. Que le kyste hydatique se soit formé primitivement dans la cavité pleurale ou qu'il ne soit arrivé que consécutivement dans la poitrine, après séjour dans le foie ou la rate, il donne lieu, comme les collections liquides de la plèvre, à une matité complète ; mais, par une percussion attentive et habile (abstraction faite des autres signes différentiels), il serait possible de reconnaître cette rare lésion qui, dessinée par le plessimétrisme, présente une forme irrégulière et bosselée, tandis que le niveau du liquide dans l'épanchement pleural est représenté par des lignes régulièrement horizontales ou courbes à concavité inférieure.

On observe chez l'enfant, plus souvent que chez l'adulte, la *pleurésie* chronique *tuberculeuse*, constituée par un mélange de tubercules et de pseudo-membranes qui enveloppent le poumon d'une couche plus ou moins épaisse. Dans ce cas, de même que dans celui de pleurésie simple terminée par résolution, le son reste longtemps obscur, surtout dans la partie inférieure de la poitrine ; mais il est rarement très-mat, à moins de coexistence de tubercules pulmonaires, car l'on sait que, dans l'enfance, les tubercules ont de la tendance à se généraliser et dans toute l'économie et dans la totalité d'un viscère, et par conséquent ils envahissent les lobes inférieurs presque aussi souvent que les supérieurs. Skoda a démontré, d'ailleurs, par des expériences (lesquelles ont été répétées bien souvent par nous à l'hôpital des Enfants), que l'obscurité du son qui, dans les pleurésies simples ou tuberculeuses, survit parfois un très-long temps à la disparition du liquide, ne tient point à la présence de fausses membranes même assez épaisses, mais presque exclusivement à l'état du poumon sous-jacent, dont l'imperméabilité ou l'induration ont persisté.

Enfin, chez des enfants à la mamelle affectés de *spasme de la glotte*, il nous est arrivé plusieurs fois de constater, à la moitié supérieure du sternum, une matité indiquant l'*hypertrophie du thymus* ; et, chez des sujets plus âgés, on peut quelquefois aussi diagnostiquer la *phthisie bronchique* par la percussion, la présence de gros ganglions indurés et tuberculeux autour de la trachée–artère et de sa bifurcation étant révélée par une résonnance moindre de la région sternale.

On sait que, chez l'adulte, pour assigner plus exactement à chacune des modifications du son normal sa signification en séméiologie, on s'aide beaucoup de la considération du siége du phénomène : ainsi, l'obscurité du son au sommet de la poitrine indique généralement une pneumonie ou des tubercules, et la prédominance de la matité en arrière ou en avant annonce plutôt ceux-ci que celle-là ; ainsi une matité complète à la base du thorax sera l'indice à peu près certain d'une pneumonie ou d'une pleurésie avec épanchement. Ces mêmes lois, fondées sur les résultats de la clinique, mais qui ne sont en définitive que l'expression d'un calcul de probabilités pathologiques, sont applicables à la pathologie infantile, en y mettant toutefois plus de réserve encore.

En effet, comme la pneumonie du sommet, aiguë ou chronique, est plus fréquente chez l'enfant que chez l'adulte; comme les tubercules, plus généralisés, ont moins d'affinité élective pour le lobe supérieur; comme ils envahissent parfois en même temps les parties moyennes et inférieures et même, en certains cas, y prédominent; comme la pneumonie du sommet est plus souvent tuberculeuse, il en résulte que, pour interpréter sûrement la matité des régions sous-claviculaire, sus et sous-épineuse, la percussion est insuffisante et doit emprunter les secours de l'auscultation.

Et pareillement, pour la matité des régions inférieures du thorax, le médecin des enfants, qui ne s'en rapporterait qu'à la plessimétrie, pourrait grandement hésiter entre une pleurésie et une pneumonie lobaire, entre une phlegmasie simple ou tuberculeuse de la plèvre ou du poumon.

Que si pourtant l'obscurité du son à la base de la poitrine était complète, sans la moindre élasticité sous le doigt, et si elle avait été vite complète, on serait en droit d'affirmer presque avec certitude qu'il y a *épanchement pleural* (*pleurésie*, *pleuro-pneumonie*).

Quant à la modification du son, qu'on a décrite sous le nom de *bruit de pot fêlé*, elle est rarement constatée dans l'enfance, en raison de la rareté même, à cet âge, des grandes cavernes dont cette modification du son est considérée comme le signe. Nous devons faire remarquer, d'ailleurs, que la sonorité particulière qui est perçue dans la pleurésie, à la région sous-claviculaire, et, dans un grand nombre de cas de pneumonie lobulaire ou de congestion du poumon, sur les points correspondants à la lésion anatomique, a une tonalité bien voisine de celle du bruit de pot fêlé. Tout récemment encore, chez une petite fille affectée d'une pneumonie simple du sommet, laquelle était franchement inflammatoire, on perçut pendant quelques jours un bruit de pot fêlé nettement caractérisé, qu'on aurait pris volontiers pour l'indice d'une caverne tuberculeuse, et qui disparut avec les autres signes physiques et fonctionnels de la pneumonie.

En résumé, la valeur séméiotique de la matité du thorax, comme celle de la sonorité en excès, est beaucoup moins grande dans l'enfance qu'aux autres âges : c'est dire assez que la percussion elle-même est d'un moindre secours pour le diagnostic des maladies de poitrine infantiles.

HUITIÈME LEÇON.

DE L'AUSCULTATION DANS LES MALADIES DES VOIES RESPIRATOIRES.

CONSIDÉRATIONS GÉNÉRALES.

— L'*auscultation* présente chez les enfants de nombreuses difficultés, qui tiennent surtout au petit malade (1).

Généralement, les jeunes sujets, même les plus dociles (et la docilité n'est point et ne saurait être leur qualité dominante), respirent fort mal : tantôt leurs inspirations sont faibles, à ce point qu'on entend à peine l'air pénétrer dans la poitrine; aussi se trouve-t-on dans l'obligation, et encore faut-il que l'enfant s'y prête, de le faire anhéler, souffler, parler ou tousser, pour percevoir les phénomènes de la respiration ; quelquefois même il suspend, durant quelques secondes, les mouvements du thorax, et l'oreille du médecin n'*entend que le silence ;* tantôt, au contraire, il accélère ces mouvements, de manière à exagérer l'intensité des bruits respiratoires. C'est bien pis si l'enfant est indocile; alors, irrité déjà par le mal, irrité davantage par le contact de l'explorateur, il se livre à des mouve-

(1) M. le docteur Taupin, auteur de deux mémoires très-remarquables sur la *Fièvre typhoïde dans l'enfance* et sur la *Gangrène de la bouche,* a publié dans la *Revue médicale* (décembre 1838 et janvier 1839, tomes 60 et 61) des *Recherches sur le diagnostic des maladies de poitrine chez les enfants.* Dans ce travail, il est traité, pour la première fois, mais beaucoup trop brièvement, de l'auscultation dans les affections infantiles : on reconnaît pourtant, dans ces courtes indications, l'observateur qui a bien vu et bien entendu.

ments désordonnés pour échapper à l'examen ; et ces efforts ont pour résultat d'augmenter la dyspnée, et conséquemment les bruits thoraciques. C'est dans ces cas surtout
que l'auscultation en avant est difficile : l'enfant, qui voit le
médecin, repousse la tête appliquée sur sa poitrine, s'a-
gite en tous sens et crie sans relàche ; il y a pourtant là
compensation, et ces cris, insupportables pour l'oreille
doctorale et pour le cœur maternel, sont souvent utiles :
en exagérant les phénomènes de la résonnance vocale, en
provoquant de violents efforts d'inspiration, et aussi la
toux, ils permettent maintes fois de mieux percevoir les
bruits dépendants d'une lésion des organes thoraciques.

RÈGLES.

La meilleure *position* à donner au petit malade est de le
faire asseoir sur les genoux de sa mère ou de sa nourrice,
après l'avoir débarrassé des vêtements qui seraient trop
épais pour permettre la perception des sons ; et, pendant
que la personne qui le tient sur ses genoux ou bien une
personne étrangère placée en face de lui, essaye de le distraire par des paroles ou de l'amuser par des jouets, le
médecin applique l'oreille sur la partie postérieure de la
poitrine, en commençant de préférence par les parties inférieures, qui sont à la fois plus faciles à explorer et plus
habituellement le siége des maladies aiguës ; ou bien encore
la nourrice pourra prendre l'enfant dans ses bras et le tenir la poitrine appuyée sur son épaule, tandis que le médecin, sans être vu, auscultera les mêmes parties postérieures. — Quant aux nouveau-nés, ils se laissent volontiers
placer à plat ventre sur les genoux de leur mère ou d'une
bonne à laquelle ils sont habitués, auquel cas le médecin,
s'agenouillant, ou assis sur une chaise très-basse, peut ap-

pliquer son oreille sur toute la région postérieure du thorax. On peut aussi, comme faisait Baron père, qui fut près de trente ou quarante ans médecin de l'hospice des Enfants-Trouvés, saisir l'enfant à pleines mains et le porter, ainsi suspendu, vers son oreille. La méthode serait bonne si le *baby* ne criait trop fort pendant cette suspension, et si quelques parents n'étaient disposés à trouver le procédé irrévérentieux envers leur progéniture et même quelque peu brutal.

Dans tous les cas, il est important de ne pas ausculter le thorax *à nu*, afin qu'une sensation désagréable de froid ou de contact ne provoque pas les cris de l'enfant.

Sauf pour le cœur, où il est avantageux et opportun de limiter exactement les bruits, et sauf chez les sujets qui ont l'âge de raison ou qui sont exceptionnellement dociles, l'*auscultation médiate* ne saurait guère d'être d'usage. L'enfant se méfie de l'inconnu : le stéthoscope l'effraye plus encore que le plessimètre ; il est bien difficile avec l'instrument de ne pas exercer une pression gênante ou douloureuse : le patient s'agite alors et rend l'auscultation impossible.

L'application *immédiate* de l'oreille est incontestablement le meilleur mode : en supposant même que l'enfant fasse des mouvements, l'oreille accolée au thorax peut les suivre et saisir, chemin faisant, tous les bruits respiratoires. De sorte que si l'auscultation est plus ou moins gênée et incomplète, en raison des cris et de l'agitation du petit malade, du moins elle est presque toujours possible et suffisante. Que de fois m'est-il arrivé de reconnaître ainsi une pneumonie commençante à une ou deux fusées de râle crépitant, ou à un léger souffle dans l'expiration, que je saisissais, pour ainsi dire, au vol. Pour éviter précisément toute résistance de la part de l'enfant, il importe de ne presser que très-doucement la poitrine avec l'oreille. Je vous ai déjà dit qu'avec des précautions, il est possible de percuter et d'ausculter même durant le sommeil ; non pas, bien entendu, toutes les parties du thorax, mais certaines régions qui suffisent parfois pour donner un aperçu de l'état des organes respiratoires.

On peut encore pratiquer l'auscultation pendant que le *baby* est au sein : l'ouïe distinguera facilement le bruit de la déglutition des bruits respiratoires anomaux, et, du même coup, l'on s'assurera si le lait est ingéré en abondance.

Il est évident qu'il faut s'habituer à ausculter vite et à juger promptement de la valeur séméiotique d'un bruit par deux ou trois mouvements respiratoires. Ainsi on ne prolonge pas la mauvaise humeur du patient, et l'on ménage la sensibilité craintive des mères. — Dans la prévision que l'enfant ne permettra qu'un examen très-court, il y a avantage, comme pour la percussion, à porter tout de suite son oreille vers les points que l'on suppose malades, en raison de la forme des troubles fonctionnels : par exemple, en cas d'affection aiguë, l'auscultation de la partie postérieure de la poitrine donnera immédiatement une idée de la nature de la maladie, s'il existe une bronchite, une pneumonie ou une pleurésie ; tandis que, si les symptômes sont chroniques, on devra, soupçonnant une affection tuberculeuse, commencer l'examen par l'exploration des régions sousclaviculaires.

Que si maintenant, guidé par certains indices, on suppose l'existence d'une pneumonie, on apliquera aussitôt l'oreille près de la colonne vertébrale, à la partie médiane supérieure, la pneumonie des enfants commençant, dans l'immense majorité des cas, à la région postérieure du poumon au point de jonction du lobe supérieur et du lobe inférieur ; il est assez rare que, tout à fait au début d'une pneumonie, on ne perçoive point là un léger souffle dans l'expiration, lequel se distingue, par son timbre un peu tubaire, de la respiration bronchique normale qui existe aux points correspondants du côté sain. Quelquefois cette auscultation limitée pourra suffire ; mais il va sans dire que l'on complétera l'investigation, s'il est possible, par l'examen de toutes les autres régions du thorax. La comparaison des deux côtés de la poitrine devra être faite avec d'autant plus de soin, que plusieurs affections thoraciques, presque toujours unilatérales chez l'adulte, sont plus ou moins bilatérales chez l'enfant : la pneumonie, par exemple ; de sorte que les phénomènes stéthoscopiques, se répétant de l'un et de l'autre côté, nuisent à leur perception respective. C'est donc en s'assurant avec soin du degré variable d'intensité du bruit anomal, que l'on reconnaîtra, d'une part, la duplicité de la lésion et, d'autre part, le degré différent qu'elle a atteint de l'un et de l'autre côté.

Passons à l'étude de la *respiration normale* et des *bruits anomaux*.

PHÉNOMÈNES PHYSIOLOGIQUES.

Laënnec avait constaté que, chez l'enfant, le murmure respiratoire présente une intensité plus grande que chez l'adulte : c'est par allusion à ce fait qu'il a désigné par l'épithète de *puérile* la respiration qu'on entend du côté sain de la poitrine chez un individu atteint de pleurésie ; la respiration de ce côté du thorax, devenant supplémentaire, prend alors plus d'ampleur, et le murmure vésiculaire plus d'intensité. De même, le bruit respiratoire vésiculaire qu'on perçoit chez les jeunes sujets est, en général, fort, bruyant, et il possède rarement la douceur et le moelleux qu'on s'attendait à rencontrer.

Mais cette intensité du murmure respiratoire ne dépend point des conditions anatomiques de l'appareil respiratoire ; elle est d'origine purement fonctionnelle, et tient à l'accélération physiologique plus grande de la respiration et, conséquemment, à la plus grande rapidité avec laquelle l'air pénètre dans les divisions de l'appareil de l'hématose.

Il est encore une autre cause qui rend plus intense le murmure vésiculaire dans le jeune âge, c'est la proximité des poumons et de l'oreille de l'observateur, en raison de la faible épaisseur des parois thoraciques. Il ne faut cependant pas s'attendre à percevoir chez tous un murmure vésiculaire exagéré ; car, suivant que le jeune sujet respire bien ou mal, le bruit respiratoire sera très-bruyant ou à peine entendu. On voit des enfants (dont on ne peut modifier à volonté les mouvements respiratoires quant à leur rhythme et quant à leur ampleur) rester souvent, pendant qu'on les ausculte, quelques secondes sans respirer, ou du moins respirer si faiblement, que l'air arrive lentement et sans bruit dans les vésicules pulmonaires. En pareille occurrence, c'est sèulement par intervalles qu'une inspiration plus ample s'opérant, on entend le murmure vésiculaire.

Je n'ai point remarqué, chez l'enfant, que le murmure vésiculaire fût normalement plus intense au *sommet du poumon droit*, comme il l'est chez l'adulte, par suite du volume plus considérable de la bronche correspondante. Mais, comme aux autres âges, on perçoit sur le thorax, au niveau de la trachée-artère et des grosses bronches, une *respiration bronchique normale*, c'est-à-dire un bruit respiratoire naturellement plus fort, qu'il ne faudra pas confondre avec les bruits nasal ou laryngé : une oreille attentive appréciera bien le lieu d'origine de ces différents sons.

PHÉNOMÈNES PATHOLOGIQUES.

Suivant la division adoptée dans le *Traité d'auscultation*, je vais passer en revue les différentes altérations du bruit respiratoire dans les maladies des voies aériennes chez les enfants.

1° ALTÉRATIONS D'INTENSITÉ.

Le bruit respiratoire, déjà naturellement *fort* chez les jeunes sujets, le sera davantage encore dans tous les cas où il existe une dyspnée plus ou moins considérable, et dans ceux où la respiration deviendra, en certains points, supplémentaire de celle qui ne se fait plus ou qui se fait mal en d'autres parties de l'appareil de l'hématose. Chez l'enfant, comme chez les adultes et les vieillards, la *respiration forte* annonce donc qu'il y a maladie, mais sans en préciser le siége et la nature.

Tandis que la *faiblesse* du murmure vésiculaire indique le plus ordinairement, chez l'adulte, un emphysème pulmonaire, des tubercules, ou un épanchement dans la plèvre, chez les jeunes sujets, la faiblesse notable de la respiration est le signe presque certain d'un *épanchement pleurétique*, dont l'existence ne sera plus douteuse s'il y a en même temps matité de la partie inférieure de la poitrine.

Lorsque le parenchyme pulmonaire est envahi par un grand nombre de *tubercules*, il arrive parfois que l'oreille appliquée du côté le plus malade perçoive une moindre ampliation pulmonaire, c'est-à-dire que le murmure vésiculaire est plus faible en ce point. Mais le plus souvent, au contraire, la respiration y sera plus rude et se rapprochera même de la respiration bronchique. Comme, d'ailleurs, la dissémination des tubercules s'est effectuée avec une abondance presque égale dans les deux poumons, à la base presque aussi bien qu'au sommet, il s'ensuit que le terme de comparaison manque habituellement, et que la respiration faible, quand elle existe, frappe moins facilement l'observateur.

Quant à l'*emphysème pulmonaire*, on sait combien il est rare sous la forme chronique, dans l'enfance. C'est ordinairement comme phénomène consécutif et d'une façon aiguë qu'il se développe, dans le cours de la coqueluche, du croup, de la pneumonie double, de la bronchite capillaire, dans tous les cas enfin où la gêne des fonctions respiratoires est très-considérable. En pareille circonstance, l'observateur perçoit une respiration intense, bruyante, avec ou sans râles, suivant la nature de l'affection primitive dont l'emphysème n'est que la conséquence.

Si maintenant on entend une respiration faible des deux côtés de la poitrine, on devra penser à l'existence d'un *double hydrothorax* (probablement consécutif lui-même à une albuminurie scarlatineuse), et ne pas songer tout d'abord à une *pleurésie double*, laquelle est plus rare, dans l'enfance, que l'hydrothorax scarlatineux.

Contrairement à ce qui arrive chez l'adulte, il est assez fréquent de ne constater qu'une respiration faible au lieu de râles et de souffle bronchique, dans la *bronchio-pneumonie* du jeune âge : ce qui tient, sans doute, à ce que les mucosités épaisses, qui remplissent les dernières ramifications des bronches, forment, pour ainsi dire, un bouchon qui entrave la circulation de l'air. Comme, d'ailleurs, l'enfant est débilité, et que sa respiration est très-courte, il n'imprime pas à l'air inspiré une impulsion suffisamment forte pour que le fluide aérien traverse les mucosités, et, pénétrant jusqu'aux vésicules, produise un rhonchus.

Dans les cas de *tuberculisation pulmonaire avec adhéren-*

ces de la plèvre, le murmure vésiculaire peut encore être
amoindri dans tel ou tel point correspondant à l'agglomération des tubercules.

Et de même, la respiration reste assez longtemps faible,
dans la *convalescence des pleurésies*, tant que le poumon
n'a pas repris son volume normal et son jeu régulier.

Dans certains cas, le murmure vésiculaire n'est pas seulement affaibli, il est aboli : le *silence* est complet ; et, en
même temps, l'expansion pulmonaire ne se faisant point,
l'oreille perçoit l'*immobilité du poumon malade.*

C'est surtout par le fait d'un *épanchement liquide dans la
plèvre* que, chez les enfants, on observe cette absence du
murmure vésiculaire. Mais le silence est alors beaucoup
plus rare que chez les adultes, par la raison que le bruit
vésiculaire étant plus intense dans le jeune âge et le poumon ayant peu de hauteur, il s'ensuit que la respiration,
bruyante en d'autres points, retentit par propagation dans
ceux où existent les conditions du silence.

J'ai recueilli plusieurs observations de *kyste hydatique*
où ce silence avait fait croire à l'existence d'un épanchement pleural : c'est une erreur presque toujours commise,
et qui dure, en général, jusqu'à l'évacuation des hydatides
par les bronches.

On sait que, dans le *croup*, et par suite de la présence
des fausses membranes qui rétrécissent la lumière du
larynx, un double phénomène s'opère : par le fait de la
présence des fausses membranes, un bruit laryngien très-
intense se produit, et, par le fait du rétrécissement, une
très-petite colonne d'air pénètre dans les voies de l'hématose ; le murmure vésiculaire en est nécessairement amoindri. On conçoit que, dans ces conditions, l'oreille de l'observateur ne perçoive ni bruit vésiculaire, ni mouvement

d'ampliation du poumon ; car le murmure respiratoire, à peine perceptible déjà, est complétement masqué par le bruit laryngien.

Dans le *pseudo-croup*, au contraire (et c'est là un signe différentiel important), la respiration s'entend très-bien, au moins dans l'intervalle des accès, tandis que, dans le croup, le silence est permanent. Est-il besoin d'en exposer la raison ? Dans la laryngite striduleuse, il y a boursouflement de la membrane muqueuse et spasme momentané ; dans le croup, il existe des fausses membranes dont la couche s'é-paissit progressivement par stratification successive. Aux phénomènes transitoires du premier cas correspond un amoindrissement intermittent du bruit respiratoire ; et les altérations du second déterminent une diminution de ce bruit qui va bientôt jusqu'à l'abolition.

Un *corps étranger* qui pénètre dans les voies aériennes produira, indépendamment d'un sifflement laryngo-tra-chéal, la faiblesse ou l'abolition du murmure vésiculaire, suivant le volume du corps ; et les modifications ultérieures du bruit respiratoire seront nécessairement localisées à la bronche où est parvenu le corps étranger. Je citerai à ce sujet l'observation d'un enfant qui, en pleine santé, fut pris tout à coup d'accès de suffocation pendant qu'il jouait dans un jardin. L'instantanéité et la nature des accidents firent penser qu'il avait avalé un corps étranger ; et, en effet, à l'auscultation, je constatai l'absence du murmure respiratoire dans tout un côté de la poitrine, et je pus, expé-rimentalement et rationnellement, désigner le point où devait siéger l'obstacle à la pénétration de l'air. M. Guer-sant fit la trachéotomie, et presque aussitôt un haricot sor-tit par la plaie de la trachée-artère ; la respiration redevint naturelle et égale des deux côtés.

2° ALTÉRATIONS DE RHYTHME.

Dans les cas nombreux où la respiration est plus *fréquente*, nous savons que le bruit vésiculaire est *plus intense*. Dans les cas plus rares, où elle est *ralentie* (méningite, état comateux des fièvres typhoïdes, des entérites cholériformes), ce bruit sera un peu *moins fort,* pourvu qu'il n'y ait pas dans la poitrine d'autres causes capables de modifier la respiration.

Parfois le bruit respiratoire est saccadé comme la respiration elle-même : ainsi, dans la *phthisie pulmonaire.* Cependant la *respiration saccadée* de l'enfance est loin d'avoir, au point de vue du diagnostic de la tuberculisation pulmonaire commençante, la valeur séméiotique qu'on lui a attribuée chez l'adulte. D'une part, en effet, quelques enfants, ne sachant point respirer, le font d'une manière irrégulière et saccadée ; d'autre part, dans certains états morbides, dans la *chorée*, au moment des inspirations suspirieuses de la *méningite*, la respiration s'accomplit par secousses et comme en plusieurs temps, d'où résulte la production d'une bruit vésiculaire saccadé. Enfin l'expérience clinique m'a démontré qu'au début de la phthisie, cette modification du murmure vésiculaire était tout à fait exceptionnelle ; je me rappelle tout au plus deux ou trois malades chez lesquels ce phénomène existait (dernièrement, par exemple, chez une petite fille de l'hôpital, dont la respiration fut saccadée au sommet du poumon gauche, pendant quelques jours) ; et je ne sache point un seul cas de phthisie pulmonaire de l'enfance, dans lequel ce bruit saccadé m'ait apporté le moindre secours diagnostique.

J'en dirai à peu près autant de l'*expiration prolongée.* Ce signe, justement vanté dans la séméiotique des adultes, n'a presque aucune importance pour le diagnostic de la *phthisie pulmonaire* infantile : les jeunes sujets respirent d'une façon si irrégulière, que souvent, chez eux, l'expiration est, sans raison pathologique, anomale en durée comme en bruit. Chez eux, d'ailleurs, on sait combien l'irrégularité de dissémination des tubercules et la concomitance d'altérations secondaires peuvent faire varier les signes stéthoscopiques ; aussi, comme on l'a vu à propos de la percussion, comme on le verra à propos des bruits anomaux de la respiration, rien n'est plus difficile que le diagnostic de la phthisie à cet âge : aucune maladie ne demande non-seulement une oreille plus exercée, mais encore une étude comparée plus attentive des symptômes locaux et généraux.

Il est une altération du rhythme respiratoire (qui n'a point été signalée) et qui semble propre à l'enfance comme la maladie dont elle est l'expression, je veux parler d'un trouble de la respiration que j'ai observé dans le *croup* : fréquemment à une période avancée de cette affection, l'ordre de *succession* des deux mouvements respiratoires est *interverti* : c'est l'expiration qui commence, courte, bruyante et bientôt suivie d'une inspiration lente, péniblement accomplie par un soulèvement énergique des côtes qui se dessinent sous la peau, et par une contraction presque convulsive du diaphragme qui fait creuser l'épigastre ; inspiration plus bruyante encore que l'expiration et dont le bruit, retentissant dans toute la poitrine, est laryngé et non plus vésiculaire.

3° ALTÉRATIONS DE CARACTÈRE.

Il n'est pas facile, comme on sait, de préciser la différence qui sépare la respiration *rude* de la respiration *forte*, puisque toutes deux donnent à l'oreille une sensation très-analogue et sont souvent l'expression des mêmes conditions pathologiques; la nuance est bien plus difficile à saisir chez l'enfant, la manière dont s'accomplit l'acte respiratoire ayant une grande influence sur le son produit.

Il est donc impossible d'assigner à la *rudesse* de la respiration une valeur séméiotique précise.

On pourra l'observer dans une *altération quelconque des voies respiratoires* (*tubercules, induration aiguë ou chronique, emphysème, bronchite chronique, laryngite*, etc.) : car une altération quelconque, jointe à la condition de l'arrivée plus rapide de l'air dans les voies de l'hématose, modifiera le caractère doux et moelleux de la respiration normale. — Signalons, en outre, un fait qui n'a pas été noté, à savoir : que la rudesse est souvent très-marquée dans la *coqueluche* pendant l'intervalle des quintes, ainsi qu'au début et dans la convalescence de la *bronchio-pneumonie;* dans cette dernière affection, elle est même souvent, au début, la seule altération physique qui puisse faire présumer l'invasion de la maladie, alors que déjà la dyspnée et la fièvre sont plus ou moins considérables. Il semble que cette respiration rude soit comme le premier et le dernier degré, le commencement et la dégradation de la respiration bronchique ou soufflante. — La rudesse de la respiration a cependant une assez grande importance comme signe de *phthisie commençante* : ainsi, beaucoup d'enfants ont de la fièvre, ils toussent un peu et maigrissent. Si, en même temps que ces phénomènes, on constate une respiration forte, rude, et conservant longtemps ces caractères, craignez une tuberculisation pulmonaire dont les produits ne sont pas encore assez localisés pour donner lieu à d'autres signes stéthoscopiques.

En conséquence, *au point de vue séméiotique*, la respiration rude étant perçue, *il y a maladie*, sans qu'on puisse

dire, à l'aide de ce signe isolé, quelle est cette maladie :
seulement, faisant intervenir la notion de fréquence, on
sera autorisé, si l'affection est très-aiguë, à soupçonner une
pneumonie commençante, et, si elle est chronique, à prévoir une *tuberculisation pulmonaire*.

Souffle bronchique, tubaire.

Le *souffle bronchique* est assurément le plus important
des phénomènes stéthoscopiques de l'auscultation dans
l'enfance, aussi bien par ses caractères si distincts et si
faciles à apprécier (avec un peu d'habitude) que par la
précision de sa signification morbide : c'est pourquoi nous
allons l'étudier avec détails.

Caractères. — Le bruit respiratoire présente alors un
timbre particulier, lequel est plus élevé, *tubaire*, métallique. Ce timbre tubaire sert à établir une distinction qui
n'est pas toujours facile, surtout pour les élèves, entre le
souffle proprement dit et le *bruit buccal* que font souvent
entendre les enfants dans la respiration normale, ou bien
encore quand, inhabiles à respirer, ils essayent, sur l'invi-
tation du médecin, de souffler ou de simuler l'anhélation.
On sent d'ailleurs que le bruit buccal perçu en auscultant le thorax est lointain, tandis que le souffle morbide
semble se produire sous l'oreille. — Le bruit buccal est
exclusivement entendu dans l'expiration, le souffle morbide, plus fréquent et généralement plus intense dans
l'expiration, accompagne aussi d'ordinaire l'inspiration,
surtout dès que l'altération pathologique qui lui donne
naissance est un peu étendue. — L'exacte circonscription
du bruit est encore un bon signe diagnostique : lorsque
le bruit est buccal, il est perçu des deux côtés, et avec une

égale intensité aux points homologues ; si du souffle s'entend, au contraire, d'un seul côté, il faut en conclure qu'il est pathologique, et que là où il se produit se trouve une condition physique nouvelle qui n'existe pas du côté opposé ; parfois alors quelque autre signe stéthoscopique vient confirmer la diagnose. C'est d'après ces caractères (et l'absence de la fièvre ainsi que de tout autre phénomène morbide) que je montrais récemment aux élèves qu'un pseudo-souffle, vraiment très-fort, perçu aux deux sommets, était physiologique ; et j'ai eu nombre de fois aussi l'occasion de prouver qu'un bruit considéré comme buccal était en réalité pulmonaire. Ces faits, pour ainsi dire de tous les jours, démontreraient, s'il en était besoin, la puissance de l'auscultation bien pratiquée et bien interprétée.

Signification pathologique. — Le souffle bronchique a une signification restreinte, et, par cela même, précise et importante : à part les cas où il indique une *pleurésie avec épanchement*, il annonce toujours une *induration du tissu pulmonaire*, soit qu'elle résulte d'une hépatisation simple du parenchyme, soit qu'elle tienne à une hépatisation avec granulations tuberculeuses infiltrées, soit enfin qu'il y ait des masses tuberculeuses ou des foyers hémorrhagiques.

Comme l'*apoplexie pulmonaire* (assez commune à l'état d'infiltration sanguine diffuse dans les cas de rougeole grave) est rarement constituée par des noyaux ou des masses apoplectiques assez considérables pour qu'il en résulte l'imperméabilité du poumon dans une étendue qui suffise à la production du souffle bronchique ; — comme *les tubercules*, irrégulièrement disséminés, ne donnent guère lieu, s'il n'y a point pneumonie concomitante ou agglomération en grosses masses, à une induration uniforme et

marquée, et conséquemment à un souffle bien caractérisé ;
— comme la *dilatation des bronches*, chronique et telle
qu'on l'observe chez l'adulte, est rare dans le jeune âge
(tandis qu'elle coïncide souvent avec la bronchio-pneumonie), il s'ensuit que, lorsqu'on entend du souffle chez
un enfant, on doit songer presque exclusivement à l'existence d'une *induration* pulmonaire, par *pneumonie*, ou
d'une *pleurésie avec épanchement*, ou encore d'une *pleuro-
pneumonie*.

Je vais indiquer les caractères particuliers du souffle,
qu'une longue pratique de l'auscultation m'a permis de
constater chez les enfants, dans ces deux maladies.

Du souffle bronchique dans la pneumonie. — Le souffle,
dans la pneumonie des enfants comme dans celle des
adultes, est habituellement précédé ou accompagné de
râle crépitant, et suivi du même râle de retour ; il n'est
pas rare, toutefois, de constater d'emblée, sans rhonchus
antécédent, sans matité préalable, de la respiration bronchique, en arrière, au point du thorax qui correspond à
la juxtaposition des lobes supérieurs et inférieurs des
poumons, là où commence le plus souvent la bronchio-
pneumonie infantile. J'ai maintes fois observé (et on ne
peut faire de telles observations qu'en ville) des enfants
qui, malades depuis quelques heures seulement, avec
fièvre et forte dyspnée, ne présentaient en arrière de la
poitrine, au niveau de l'origine des bronches, qu'une respiration forte et rude ; puis, dès le lendemain, on entendait chez eux du souffle d'abord localisé en ce point, se
propageant ensuite plus ou moins, et parfois devenant vite
double, par envahissement du côté opposé.

En se généralisant, le souffle indique donc la générali-
sation de l'hépatisation pulmonaire ; mais il a cela de par-

ticulier que, l'induration du poumon s'opérant par parties en raison de la forme lobulaire de la maladie, il persiste un moins long temps, avec les mêmes caractères, dans les mêmes régions : un jour plus fort et le lendemain plus faible, pour redevenir plus intense en ces mêmes points ou dans des points voisins, selon que les lobules congestionnés s'indurent, se décongestionnent par résolution, ou s'indurent de nouveau.

Bien que ce souffle de la pneumonie lobulaire soit assez marqué dès le début, il n'a pas souvent l'intensité du souffle *tubaire*, qui caractérise la pneumonie lobaire de l'adulte : ce n'est que dans les cas de pneumonie primitivement lobaire, ou dans ceux où l'hépatisation a fini par occuper une grande étendue du poumon, lequel s'indure alors uniformément, que le timbre tubaire se manifeste d'une manière très-prononcée.

La *bronchio-pneumonie* de l'enfance étant le plus souvent double, on doit s'attendre à trouver de la *respiration bronchique des deux côtés* de la poitrine : lors donc qu'on croira percevoir du souffle de l'un et de l'autre côté, il faudra s'assurer d'abord si l'on n'est pas la dupe d'une illusion et si le bruit entendu n'est pas celui que fait l'enfant avec sa bouche. Tandis que ce bruit buccal est absolument identique des deux côtés pour le siége et les caractères, le souffle pathologique sera, au contraire, fort différent de lui-même à droite et à gauche : le processus inflammatoire, alors même qu'il aurait commencé dans les deux poumons au même instant, n'aura pas marché de même dans chacun d'eux, et la lésion anatomique n'ayant atteint simultanément ni les mêmes régions ni le même degré, le souffle se fera entendre ici au sommet de la poitrine, là aux parties moyennes ; dans ce point, il sera peu fort et, dans cet autre, tubaire ; tantôt il sera seul

perçu, et tantôt il y aura coïncidence d'autres signes stéthoscopiques, du râle crépitant, par exemple. — Il ne
faudrait pas non plus, dans une pneumonie double, croire
qu'un second souffle est le retentissement, la propagation
du premier, et conséquemment le méconnaître. — Il ne
faudrait pas, entendant de la respiration bronchique en
un point, chez un enfant atteint de fièvre, s'en tenir à
cette première constatation, et, oubliant la grande fréquence de ces doubles bronchio-pneumonies, passer à côté
d'un second souffle et porter alors un diagnostic incom-
plet ; ce sont là des fautes que commettraient facilement
des explorateurs inexpérimentés ou inattentifs.

La *pneumonie chronique* est tellement rare chez l'adulte,
que certains auteurs ont pu la nier avec quelque vraisem-
blance : il n'en est plus de même chez les enfants (et j'a-
joute, chez les vieillards) ; dans les poumons des petits
malades, au milieu de lobules où la résolution s'est effectuée, des noyaux d'induration persistent en certains points,
et la phlogose s'y perpétue sous la forme chronique, parfois se ravivant et, par un retour des phénomènes aigus,
pouvant changer la terminaison de la maladie. Dans ces
cas, la pneumonie, au lieu de suivre rapidement les
phases d'augment, d'état et de déclin comme chez l'adulte,
devient véritablement chronique (sans être pour cela tuberculeuse) ; et alors le souffle dure longtemps, aussi
longtemps, on le conçoit, que dureront, sans se résoudre,
les lésions anatomiques. Il m'est arrivé d'entendre, chez
quelques enfants, du souffle bronchique, d'un seul et
même des deux côtés, pendant dix, quinze, vingt jours et
davantage, et cependant la maladie s'est terminée par la
guérison. L'an dernier, j'ai observé un petit garçon de
quinze à seize mois, atteint de la pneumonie la plus
grave, qui avait débuté par une bronchite capillaire, et

chez lequel un souffle tubaire très-intense se manifesta des deux côtés de la poitrine dans sa moitié inférieure, et persista pendant près de trois septénaires avec le cortége des symptômes fonctionnels les plus sérieux (pouls à 150 et au delà, respiration à 60 et 80). Cet enfant n'en guérit pas moins, à ma grande joie et à mon grand étonnement.

Que si le souffle durait plus longtemps encore, un mois, deux mois même, on pourrait conclure que la *pneumonie* est *tuberculeuse*, les tubercules (qui ne se résolvent point) pouvant seuls entretenir une induration aussi persistante. Nous avons eu, cette année, à l'hôpital, une petite fille de 6 à 7 ans, qui présenta les symptômes d'une fièvre typhoïde pectorale ou d'une tuberculisation aiguë et qui, pendant plus de deux mois, nous parut devoir succomber. Elle garda tout ce temps, au sommet du poumon gauche, un souffle tubaire, accompagné d'abord de râle crépitant ; quand elle partit en convalescence, n'ayant plus de fièvre et ayant repris de l'embonpoint, elle conservait encore un peu de souffle ; je dus en conclure que la pneumonie avait été tuberculeuse, que le parenchyme s'était induré, et qu'il s'était en quelque sorte habitué à la présence des tubercules, comme on le voit chez les adultes plus souvent que chez les enfants.

Souffle dans la pleurésie. — Le souffle est un des signes de la *pleurésie avec épanchement* chez l'enfant comme chez l'adulte; et on le rencontre bien plus communément dans la pleurésie de l'enfance. — Quant aux caractères distinctifs de la respiration bronchique et dans la pneumonie et dans l'épanchement phlegmasique de la plèvre, caractères que nous avons tracés dans le *Traité d'auscultation*, ils sont beaucoup moins marqués, chez les enfants, dans l'une et l'autre affection ; et de là un degré de certitude beaucoup moindre : aussi est-ce plus sûrement par la percussion qu'il sera possible d'établir le diagnostic différentiel des deux maladies (matité presque immédiate et absolue, à la base de la poitrine, dans la pleurésie ; matité beaucoup plus tardive et moins prononcée dans la pneumonie).

Il y a cependant quelques particularités distinctives qui appartiennent à la respiration bronchique suivant qu'elle dépend de la phlegmasie de la plèvre ou de celle du poumon : dans la première de ces maladies, le souffle peut, dès le début, parfois après quelques heures seulement, être intense, tubaire, en raison de la formation très-rapide de l'épanchement, tandis que dans la seconde, où l'hépatisation marche avec plus de lenteur, il est ordinairement tardif et ne se manifeste qu'après plusieurs jours ; — dans l'une, il est perçu dans une étendue assez considérable, et son maximum est dans la fosse sous-épineuse, vers le niveau du liquide épanché ; dans l'autre, au contraire, il est d'abord plus circonscrit, et varie de siége et d'étendue selon le siége et l'étendue de l'hépatisation, avec un maximum dans les points où une matité plus complète annonce une plus grande induration pulmonaire ; — dans la pneumonie, il est, par son intensité croissante ou décroissante, plus régulièrement en rapport avec la marche, le degré et la durée de l'hépatisation ; tandis que, dans la pleurésie, il est, en général, plus fort au début (où s'ajoute une condition de renforcement du bruit, la dyspnée) et dans les épanchements moyens, et ensuite il persiste plus ou moins longtemps, avec des caractères très-variables dont les conditions physiques sont mal définies. — On a dit que, dans la pneumonie, le souffle semblait se produire absolument sous l'oreille, tandis que, dans l'épanchement pleurétique, il paraissait lointain : cette différence est beaucoup moins marquée chez l'enfant, et souvent le souffle de la pleurésie semble retentir dans l'oreille même de l'explorateur, en raison de la proximité des organes malades ; — du reste, comme dans la pleurésie des adultes, il est perçu presque exclusivement dans l'expiration, devenant plus faible, plus court et plus lointain à mesure que la dyspnée diminue et que l'épanchement se résout. — Il va sans dire aussi que, dans la pneumonie, on entend simultanément des râles humides, manifestés presque toujours par la toux, tandis que le souffle pleurétique est net, sans aucun mélange de rhonchus. — J'ajouterai un autre phénomène acoustique concomitant qui a de l'importance pour le diagnostic de l'épanchement pleural : c'est, au lieu du bruit d'ampliation des vésicules pulmonaires dans l'inspiration, c'est, dis-je, la sensation de l'immobilité du poumon ou de son mouvement en masse que perçoit l'oreille appliquée sur le côté mat.

Je résumerai en deux mots la *valeur séméiotique du souffle* dans les affections de poitrine du jeune âge : le souffle qu'on entend dans une région quelconque du thorax où la matité est peu marquée, indique l'existence d'une *induration pulmonaire* le plus souvent due à une *pneumonie* ; tandis que le souffle bronchique, coïncidant avec une matité complète de la partie inférieure de la poitrine, et plus fort juste au-dessus de ce point mat qu'en tout autre, est l'indice d'une *pleurésie avec épanchement*.

Il est superflu d'ajouter que la réunion des deux maladies (*pleuro-pneumonie*) s'annoncera comme d'ordinaire par ces mêmes signes physiques d'autant plus prononcés.

*Respiration caverneuse, — amphorique ; — tintement
métallique.*

On comprend que la *respiration caverneuse* ait, chez les enfants, les mêmes caractères et la même signification pathologique que chez l'adulte : à des lésions de même nature et de même étendue doivent correspondre et correspondent, en effet, des signes physiques semblables.

Cependant la *dilatation des bronches*, qui existe, ainsi que nous l'avons dit, dans un certain nombre de bronchiopneumonies de l'enfance, surtout quand l'inflammation catarrhale a duré un certain temps et a été accompagnée d'une sécrétion abondante, n'est jamais telle qu'il en résulte des cavités en ampoule comme aux autres âges : aussi la respiration caverneuse ne peut guère être rapportée, chez les jeunes sujets, à une dilatation des bronches.

Disons encore que, chez les très-jeunes enfants, la respiration caverneuse est rare, par suite même de la rareté des grandes *excavations tuberculeuses* au sommet et surtout de leur circonscription exacte à cette période de la vie (la tuberculisation, tendant à se généraliser, est ordinairement mortelle avant que le poumon se soit lentement creusé de vastes excavations). — D'ailleurs, il existe du ramollissement du tissu pulmonaire, ainsi que des cavernules, soit autour de la caverne principale, soit dans les lobes inférieurs, et alors ce ne sont, le plus souvent, que de gros râles humides que l'on perçoit, sans qu'on puisse constater les caractères précis de la respiration caverneuse.

Je rappellerai que, parfois, le souffle de la *pleurésie* prend, dans la fosse sous-épineuse, un timbre caverneux voire même légèrement amphorique. Dans des cas exceptionnels, cette respiration à timbre caverneux peut être entendue à la partie antérieure de la poitrine et simuler une excavation tuberculeuse. Je me souviens d'une petite fille chez laquelle, indépendamment de la matité et d'une respiration faible à la base du thorax d'un côté, on percevait, dans la région sous-claviculaire, un souffle ayant tous les caractères de la respiration caverneuse et coïncidant avec un rhonchus à grosses bulles : la réunion souvent pathognomonique de ces deux signes avait fait croire à l'existence d'une caverne au sommet. La marche ultérieure des phénomènes physiques et fonctionnels montra seule qu'il s'agissait d'une pleurésie avec disposition insolite des lésions anatomiques.

Dans certains cas (et ce sont des faits qu'on ne rencontre point aux autres âges), on constate, chez des sujets de la seconde enfance, l'existence d'une *grande excavation* qui occupe uniquement le *lobe pulmonaire inférieur*, et qui résulte de la fonte de plusieurs grosses masses tuberculeuses formées primitivement dans le poumon ou dans des ganglions bronchiques : en ce moment même nous en observons un exemple sur un petit garçon de 12 ans, couché au n° 7 de notre salle Saint-Louis. — Dans ces cas, le siége extraordinaire de la respiration caverneuse (qu'il est souvent très-difficile de distinguer de la respiration bronchique) pourrait faire croire à une pneumonie chronique avec induration pulmonaire ou à une dilatation bronchique en ampoule, n'étaient la marche de la maladie et la coïncidence d'autres symptômes évidents de tuberculisation.

Il n'y a rien de particulier à dire sur la *respiration amphorique* et sur le *tintement métallique* observés dans les affections de poitrine chez les enfants : ce sont mêmes caractères et même signification pathologique ; seulement j'ai cru remarquer que les exemples en étaient moins nombreux que chez les adultes, et, en outre, les conditions physiques de ces phénomènes étant moins favorables, ils sont moins prononcés et échappent assez facilement à l'observateur.

Ainsi le *pneumo-thorax* ou le *pneumo-hydrothorax* par perforation pulmonaire tuberculeuse m'ont paru beaucoup plus rares dans l'enfance que chez les sujets plus âgés ; et je n'ai guère observé ces lésions qu'à la suite de perforation par gangrène du poumon ou de la plèvre. — Ainsi, chez les enfants malades, la vie ne se prolonge pas assez longtemps, comme nous l'avons déjà dit, pour que tout un lobe pulmonaire, sphacélé ou tuberculeux, se creuse en une *caverne* assez vaste pour donner lieu à la production du souffle amphorique, et, à plus forte raison, du tintement métallique.

Toutefois, je vous ai rendus témoins de quelques-uns de ces faits qui sont exceptionnels : vous vous rappelez peut-être une petite phthisique de 10 à 12 ans, qui présentait, au sommet du poumon, une grande caverne où j'ai pu vous faire entendre, pendant quelques jours, de la respiration amphorique et du tintement métallique. — Je vous ai montré pareillement un garçon, de 13 à 14 ans, évidemment atteint de phthisie au troisième degré et qui, dans le cours d'examens répétés, présenta, *à la base* droite du thorax, une respiration amphorique si caractérisée, que je me demandai s'il n'y avait pas un pneumo-thorax ; j'acquis plus tard la preuve qu'il ne s'agissait que d'une grande excavation tuberculeuse occupant tout le lobe inférieur. — Dans un troisième cas, observé encore cette année chez un enfant atteint de gangrène pulmonaire, on avait constaté d'un côté de la poitrine, en arrière et *en bas*, de la respiration amphorique, qu'on aurait été tenté de rattacher à un hydro-pneumothorax consécutif à cette gangrène. Eh bien, je trouvai, à l'autopsie, des tubercules crus (et je conserve le dessin des lésions anatomiques) dans le lobe supérieur du poumon, tandis que tout le lobe inférieur était creusé de cavernes anfractueuses communiquant entre elles, cavernes dont les parois exhalaient une odeur de sphacèle, et dont plusieurs contenaient des masses de matière tuberculeuse en partie détachées.

Parmi les faits exceptionnels, je citerai enfin celui qu'il m'a été donné d'observer avec mon distingué confrère M. le docteur Sée : il s'agit d'un petit garçon de 15 à 20 mois, qui fut pris de bronchite capillaire (puis de pneumonie double), caractérisée par les plus violents accès de dyspnée ; au plus fort de la maladie, nous perçûmes au sommet du poumon gauche, indépendamment des signes stéthoscopiques ordinaires de la bronchio-pneumonie, un tintement métallique manifeste qui persista plusieurs jours de suite. Comme ce tinnitus, indice incontestable d'un *épanchement d'air dans la plèvre*, ne fut le point de départ d'aucun accident local ou général, et comme l'enfant guérit au bout de quelque temps, nous dûmes en conclure que, dans les accès de suffocation du début, il s'était formé un emphysème aigu du poumon ; que l'une des vésicules ou ampoules sous-pleurales s'était déchirée par les secousses de la toux, et qu'une certaine quantité d'air (sans mélange de matière morbide) s'était alors introduite dans la plèvre; de là le tintement métallique entendu pendant quelques jours et qui avait sans doute disparu par la résorption rapide de l'air épanché.

NEUVIÈME LEÇON.

DE L'AUSCULTATION DANS LES MALADIES DES VOIES RESPIRATOIRES (Suite).

Bruits anomaux. — *Râles sonores.* — Pour les *râles*, comme pour les altérations du murmure respiratoire, la signication pathologique est la même et dans l'enfance et aux autres âges : ainsi, les *râles ronflant* et *sibilant* indiquent une diminution du diamètre des bronches par le fait du gonflement de la membrane muqueuse, une obstruction momentanée ou incomplète de ces conduits, soit par des mucosités visqueuses que l'air traverse difficilement, soit par une contraction spasmodique.

En conséquence, les rhonchus musicaux seront perçus dans la *bronchite* aiguë, — dans la *coqueluche* à son début, et aux moments où la quinte se prépare, — dans divers états morbides auxquels s'ajoute une fluxion bronchique et pulmonaire, tels que les *fièvres typhoïdes* à forme pectorale, la *bronchio-pneumonie* commençante, l'*emphysème pulmonaire* aigu.

Par suite de l'extrême rareté de l'emphysème pulmonaire chronique, il est exceptionnel d'entendre, chez les enfants, cette variété de sons que perçoit l'oreille appliquée sur le thorax des asthmatiques (râles ronflant et surtout sibilant très-intenses, prolongés dans l'expiration et parfois presque continus) ; mais, par contre, il est assez commun de rencontrer de très-jeunes sujets qui, sans être malades, ont (comme je vous l'ai déjà signalé) la *poitrine grasse*, et dont la respiration, fort accélérée, s'accompagne d'un rhonchus vibrant plus ou moins prononcé; qu'une bronchite se surajoute, et le râle sera plus bruyant encore et perçu même à distance.

Chez certains enfants à la mamelle, cette *fluxion* des conduits aérifères est *chronique*, et la main et l'oreille, placées sur le thorax, perçoivent, à chaque mouvement respiratoire, des vibrations sonores, une espèce de rhonchus grave, qui ne cesse (et pour un temps) que par l'évacuation répétée des mucosités bronchiques. C'est à peine si, dans ces cas, l'on entend simultanément quelques grosses bulles, de sorte qu'on peut en conclure que la sécrétion muqueuse est très-peu abondante, qu'elle est bornée à la trachée-artère et à ses premières divisions, souvent même à l'arrière-gorge, et que ces mucosités, n'entravant point l'arrivée de l'air dans les poumons, n'auront point d'influence fâcheuse sur l'hématose.

J'ajoute qu'un râle sonore permanent, ou du moins persistant avec intermittences pendant des semaines, et même des mois, chez un jeune sujet, devra vous faire penser à la *phthisie bronchique*, les ganglions tuberculeux, augmentés de volume, comprimant la trachée-artère ou les grosses bronches et en rétrécissant le diamètre.

Je vous ai dit que, dans le *croup*, le murmure vésiculaire était complétement aboli et remplacé par un sifflement laryngé; cette *respiration serratique* cesse dès qu'on a, par la trachéotomie, ouvert une voie artificielle à l'air qui se précipite dans les bronches et le poumon : le murmure respiratoire est alors rude; souvent aussi il devient bruyant et s'accompagne de râle sonore grave : c'est un signe positif de la fluxion de la membrane muqueuse des conduits aériens ; et si, l'opération n'ayant amené que peu de soulagement, la dyspnée et la fièvre persistent avec intensité, il est à craindre que ce rhonchus ne traduise la persistance des pseudo-membranes et leur propagation dans les bronches. Mais à ce moment y a-t-il un bruit particulier caractéristique de la diphthérite des voies aériennes ? Après ou avant la trachéotomie, l'oreille perçoit-elle jamais évidemment la sensation d'une membrane flottante (*bruit de drapeau*)? Si parfois on croit entendre un bruit mal défini (bruit de soupape, de soulèvement, de membrane flottante), la valeur de ces phénomènes acoustiques est fort incertaine, et, après une bien longue étude de l'auscultation du larynx, je suis forcé d'avouer qu'il n'y a point de signe pathognomonique de la diphthérite laryngo-bronchique.

Râles bulleux. — La plupart des lésions anatomiques des organes respiratoires sont révélées à l'auscultation, chez l'adulte et le vieillard, par des *râles humides*, *bulleux*, dont les caractères sont assez distincts et assez précis pour qu'on ait pu établir entre ces phénomènes stéthoscopiques des divisions tranchées, et attacher à chacun d'eux une signification pathologique déterminée, du moins dans la plupart des cas : ainsi le râle *crépitant*, par ses caractères connus (et en raison de la fréquence de la congestion inflammatoire du poumon), indique presque toujours une pneumonie à la première période ; le râle *muqueux*, ou *sous-crépitant*, qui est perçu des deux côtés de la poitrine, annonce l'existence d'une bronchite avec sécrétion ; et le *gargouillement* est un signe presque certain de caverne tuberculeuse.

Il n'en sera plus tout à fait de même chez les jeunes su-jets : non pas que les rhonchus, ces cris du poumon malade, n'aient, dans bien des cas, les mêmes caractères (et ils doivent forcément les avoir, si les lésions matérielles sont identiques) ; mais le plus souvent il existe, pour les affections pulmonaires de l'enfance, des différences considérables et dans le degré de fréquence des altérations anatomiques, dans leur disposition, dans leur marche, et surtout dans leur association ; de là, des dissemblances correspondantes dans les rhonchus.

Entrons maintenant dans les détails, et insistons sur les particularités principales de ces bruits anomaux.

Râles crépitant, sous-crépitant, caverneux. — Chez l'enfant comme chez l'adulte, la *pneumonie primitive et lobaire* sera révélée, à la période de congestion, par une crépitation sèche, par des *fusées de râle vésiculaire* dont les bulles seront plus fines encore par suite de l'extrême petitesse des vésicules, et qui sera perçu exclusivement dans l'inspiration. Mais que la pneumonie soit *consécutive* à la bronchite (ce qui est si fréquent dans l'enfance), il y aura d'abord sécrétion bronchique et, en conséquence, le sous-crépitant, à bulles de volume inégal coïncidant avec les deux temps de la respiration et généralisé, effacera les caractères du crépitant de la pneumonie.

Supposons l'invasion d'une *bronchite* qui, d'emblée, soit *capillaire* : les bulles formées dans les dernières ramifications bronchiques seront aussi petites que celles du rhonchus vésiculaire le plus fin.

Qu'il s'agisse non plus d'une pneumonie franche et circonscrite, mais de ces *fluxions bronchio-pulmonaires* aiguës et généralisées qu'on observe si souvent dans la rougeole et dans la coqueluche graves, dans l'œdème scarlatineux du poumon, dans la phthisie pulmonaire galopante, ou de ces congestions chroniques, qui survivent à la pneumonie lobulaire, qui se perpétuent autour des tubercules ou qui compliquent le rachistisme pectoral, etc. ; — toutes les voies aériennes (canaux et parenchyme) seront obstruées et engorgées par des mucosités d'abondance et de densité variables, que l'air traverse avec peine et avec bruit ; l'oreille percevra alors simultanément de nombreux rhonchus dont les bulles varieront pour le volume et l'épaisseur comme pour le siége ; et les caractères de ces rhonchus se mêlant, s'altérant les uns les autres, se confondront : de telle sorte que ces divers râles, modifiés par leur combinaison, perdront nécessairement de leur valeur séméiotique ; traduisant des lésions complexes, ils n'auront plus par eux-mêmes de signification précise et certaine ; ils ne feront plus que concourir au diagnostic.

Vous vous rappelez les caractères du *râle muqueux* de Laënnec, du *râle bronchique humide* dont les bulles, formées par l'air traversant les mucosités des bronches, sont inégales en volume comme les espaces où elles se produisent (*sous-crépitant fin, gros, moyen*) : c'est le vrai râle de la bronchite à la période de sécrétion, du *catarrhe des bronches*, catarrhe si commun dans l'enfance, qu'il soit primitif ou qu'il soit lié à d'autres états morbides.

Comment l'oreille pourra-t-elle distinguer ce rhonchus, du râle vésiculaire altéré et mêlé de sous-crépitant qui appartient à ces fluxions bronchio-pulmonaires, d'origine et de nature si différentes, dont je vous parlais tout à l'heure, et que présente la clinique des maladies infantiles ? Dans ces cas complexes, le diagnostic ne sera possible qu'à l'aide d'autres signes physiques ; et, par exemple, l'apparition d'un souffle tubaire coïncidant avec le rhonchus et le remplaçant ensuite, marquerait un progrès du mal, le passage de la congestion pulmonaire à l'induration, et finalement l'imperméabilité du parenchyme qui n'est plus aéré.

De même pour le *râle caverneux*, qui ne diffère du sous-crépitant gros et moyen que par la *densité* de ses bulles (on sent bien à l'oreille que l'air traverse un liquide plus épais, le muco-pus de la caverne) : presque toujours il coïncide, dans la phthisie au troisième degré des adultes, avec la respiration et la voix caverneuses ; mais chez les jeunes sujets, dont la phthisie a, le plus souvent, une marche rapide et envahissante, avec dissémination irrégulière des tubercules et ramollissement plus généralisé et plus prompt du tissu tuberculeux, ce sont de petites cavernes qui se forment à la fois en plusieurs points, plutôt qu'une seule excavation de dimension moyenne : alors le souffle caverneux faisant défaut et, à plus forte raison, la voix caverneuse, puisque le petit malade ne peut pas ou ne veut pas parler, il n'est ni commun de rencontrer, dans le très-jeune âge, une excavation pulmonaire tuberculeuse, ni surtout facile de la reconnaître. Chez les enfants plus âgés, au contraire, le rhonchus caverneux conservera toute sa valeur séméiotique.

Vous savez tous combien, chez l'adulte, pour juger de la signification morbide des râles, on s'aide de la considération du siége, de l'étendue qu'ils occupent, ou, en d'autres termes, de la notion des points où les diverses lésions anatomiques des organes respiratoires semblent se développer de préférence : mais comme, dans les maladies de poitrine de l'enfance, ces altérations anatomo-pathologiques, au lieu d'être une et localisée, sont fort souvent multiples et généralisées, ces données séméiotiques fournies par la considération du siége des rhonchus, si précises qu'elles ont pu être érigées en *lois*, ne sont plus que des probabilités et des éléments secondaires pour la diagnose.

Que, par exemple, l'oreille perçoive, *dans toute l'étendue de la poitrine*, un râle sous-crépitant fin, gros et moyen, on ne saurait décider, sans le secours des autres signes stéthoscopiques et sans le contrôle de la percussion, s'il s'agit d'un *catarrhe bronchique* ou d'une *bronchio-pneumonie* double, affections également communes ; — d'une *phthisie pulmonaire* aiguë avec sécrétion bronchique et engouement du parenchyme autour des tubercules partout disséminés ou d'une tuberculisation chronique avec formation de petites cavernes multiples; — d'un *œdème du poumon* survenu dans une hydropisie scarlatineuse; — d'une de ces *congestions bronchio-pulmonaires*, *phlegmasiques*, *séreuses* ou *hémorrhagiques*, qui viennent fréquemment compliquer la rougeole, la fièvre typhoïde, la coqueluche à forme pectorale.

Que, chez un enfant atteint de fièvre et de dyspnée, on entende un rhonchus humide localisé aux *parties postérieures et inférieures du thorax*, pourra-t-on juger (dans le cas où il n'y aurait ni souffle tubaire concomitant, ni matité à la percussion) s'il existe simplement une *bronchite* ou s'il s'agit d'une *pneumonie lobulaire* double?

Que ce même râle soit *circonscrit à la partie supérieure de la poitrine*, devra-t-il être regardé comme l'indice à peu près certain d'une *caverne tuberculeuse*? Mais la *pneumonie* du sommet est relativement plus fréquente chez l'enfant que chez l'adulte ; mais nous avons observé des cas où cette pneumonie, devenant chronique (sans être tuberculeuse), on entendait dans la région sous-claviculaire, et pendant un temps assez long, un rhonchus humide qui, par ses bulles épaisses et lourdes, ressemblait complétement au râle caverneux. — Mais il peut arriver aussi (et nous en avons vu des exemples) que, dans une bronchio-pneumonie avec nombreux noyaux d'induration, la résolution qui s'est opérée dans les parties inférieures tarde à se faire dans les lobules du sommet, et qu'en conséquence un rhonchus humide, avec respiration soufflante, se soit circonscrit et persiste, pendant un certain temps, dans la région sous-claviculaire.

Rappelez-vous la possibilité de ces faits, d'ailleurs assez rares, pour ne pas conclure trop vite à l'existence d'une excavation tuberculeuse là où, peut-être, il n'y a qu'une bronchite ou une pneumonie localisées.

Pour terminer ce que j'avais à vous dire sur les bruits anomaux, un mot sur le *frottement pleurétique.*

Tel vous avez pu l'entendre dans la *pleurésie* des adultes, et tel vous l'entendrez dans celle des enfants. — Tantôt (et c'est le cas le plus rare) il se montre avec les caractères que Laënnec lui avait assignés : analogue au froissement d'un parchemin sec, il est saccadé, comme composé de plusieurs craquements successifs. — Tantôt c'est une crépitation plus ou moins sèche, et l'on dirait vraiment d'un râle crépitant ou sous-crépitant.

En effet, si l'on pratique d'une manière suivie l'auscultation, chez des enfants affectés, depuis quelques semaines, de pleurésie avec épanchement, on pourra, dans la plupart des cas, constater un bruit de frottement pleural, qui, suivant l'état de mollesse ou de dureté des pseudo-membranes et leur disposition sur les feuillets de la plèvre, sera un *craquement ascendant* ou *descendant,* ou bien le *frottement-râle* dont je vous parlais tout à l'heure (1).

Cette seconde variété du bruit anomal, beaucoup plus fréquente que la première, comment l'interpréter, et quel en est au juste le mécanisme ? — S'agit-il d'un rhonchus proprement dit, à bulles crépitantes ou sous-crépitantes, qui indique une congestion active ou passive du poumon, ou une hypercrinie des petites bronches ? Mais aucun phénomène morbide concomitant n'annonce une complication quelconque de la maladie primitive, laquelle est, au contraire, à sa période de déclin. — N'est-ce que le bruit de déplissement du poumon, alors que le parenchyme, moins comprimé par le liquide de l'épanchement, est pénétré et soulevé par l'air ? Mais, dans l'état normal, ce déplissement, ainsi que le glissement réciproque des deux feuillets de la plèvre, s'opère silencieusement, et si quelquefois l'oreille de l'observateur perçoit de la crépitation, c'est seulement dans la première ou la seconde inspiration forcée , tandis que le frottement-râle de la pleurésie coïncide avec chaque mouvement respirateur et dure ordinairement un ou plusieurs jours. — Il n'est donc guère douteux que cette crépitation ne soit due au glissement l'un sur l'autre des deux feuillets de la plèvre, tapissés, dans une assez grande étendue, de fausses membranes irrégulières et réticulées (2) ; et il importe de con-

(1) C'est quelquefois aussi dès le début de la pleurésie et avant que les feuillets de la plèvre soient écartés l'un de l'autre par le liquide, que du frottement est perçu ; et, par suite de la mollesse des fausses membranes, ce frottement a plutôt les caractères d'une douce crépitation.

(2) Ces jours derniers j'avais pratiqué la thoracocentèse chez une petite fille affectée de pleurésie purulente ; tout de suite après l'évacuation de 3 à 400 grammes de pus, le souffle, perçu au sommet droit, fut remplacé par de la respiration rude, et le silence de la base, avec immobilité du poumon, par une *crépitation* douce et humide, tout à fait *semblable à un gros râle muqueux* : je pensai qu'il s'agissait d'un *frottement pleural,* qui se produisait alors que l'évacuation du liquide permettait

naître et de distinguer cette forme du frottement pleurétique, puisque, ainsi interprété, le bruit anomal, au lieu
d'indiquer une complication intercurrente, devient un
signe de pronostic favorable.

Les *tubercules de la plèvre* soit costale, soit viscérale,
sont incomparablement plus communs dans l'enfance
qu'aux autres âges, et un bruit de frottement doit se produire dans certains cas où ces tubercules font saillie,
surtout s'il y a en même temps dépôt de pseudo-membranes sans adhérences ; mais presque toujours ce frottement est méconnu faute d'attention. — Il faudrait le
rechercher avec soin chez des enfants qui deviennent
anémiques et dépérissent sans cause appréciable, sans
qu'aucun organe paraisse souffrir notablement : ces jeunes
sujets sont, tout au moins, sous l'imminence de la tuberculisation, et quoiqu'ils ne toussent point, quoique
l'exploration des parties supérieures de la poitrine par la
percussion et l'auscultation ne donne que des résultats
négatifs, il est probable que déjà ils ont des tubercules
dans les ganglions bronchiques et peut-être même dans
quelques lobules de la surface du poumon : peut-être, dans
ces cas, arriverait-on, par des examens répétés, à rencontrer le bruit de frottement.

Ce bruit doit également se produire dans l'*emphysème
pulmonaire* de l'enfance, dans celui qui est caractérisé
par le développement de grandes cellules à la surface du
poumon et d'ampoules aériennes au bord libre, dans cette

---

aux feuillets de la plèvre, tapissés de fausses membranes, de se rapprocher et de frotter l'un contre l'autre dans les mouvements d'ampliation
pulmonaire. Une pneumonie lobaire gauche vint compliquer l'empyème,
et la petite malade succomba en trois jours ; à l'*autopsie*, on trouva en
effet la plèvre couverte, sur ses deux feuillets, de *pseudo-membranes*
molles, crémeuses et irrégulièrement *réticulées*.

forme surtout que j'ai décrite sous le nom d'*emphysème généralisé*, c'est-à-dire avec infiltration d'air sous la plèvre, dans le médiastin et jusque dans le tissu cellulaire extérieur. Mais ce n'est point un bruit unique, un frottement pleural circonscrit, que l'on perçoit dans cet état pathologique complexe : c'est une crépitation généralisée qui résulte et de râles à bulles variables (bronchio-pneumonie) et du frottement des vésicules sous-pleurales, ainsi que des cellules aériennes de l'emphysème intrathoracique : à cette crépitation vient se joindre celle que détermine dans le tissu cellulaire externe la pression de l'oreille sur les parois emphysémateuses de la poitrine.

Auscultation de la voix : bronchophonie ; égophonie ;
voix caverneuse, amphorique.

Pour que les signes physiques fournis par l'*auscultation de la voix* soient appréciables, « il faut que le malade parle avec une certaine force et qu'il donne aux sons une intensité égale pendant qu'on explore les différents points de la poitrine ; pour cela, on est dans l'habitude de le faire compter ou lire haut, de manière que sa voix soit soutenue, uniforme, et que l'oreille, jugeant toujours d'après un terme de comparaison identique, apprécie avec plus de justesse les modifications morbides d'intensité et de timbre. » Ces préceptes, que nous avons tracés ailleurs pour les adultes, ne sont plus de mise pour les enfants, les uns ne sachant point lire, encore moins compter ; les autres n'étant point en âge de comprendre ou de parler ; et tous (alors même qu'ils en auraient le pouvoir) étant peu d'humeur à satisfaire aux exigences de l'explorateur.

Ajoutons que, chez les jeunes sujets, la voix est généralement haute, aiguë, et qu'elle communique aux parois pectorales un *frémissement* à peine sensible à la main et à l'oreille. — Chez ceux qui ont la voûte palatine en ogive et par suite l'arrière-gorge et les fosses nasales étroites (disposition que nous avons vu n'être pas rare), la voix a, normalement, un *timbre nasillard* qui pourrait en imposer pour de l'égophonie.

Et de plus, la *résonnance vocale naturelle* n'ayant point de type absolu, il faudrait, pour apprécier les modifications pathologiques, pouvoir ausculter des deux côtés et sur des points correspondants, de manière à trouver dans le côté sain un *terme de comparaison* : or, si déjà l'enfant se prête peu à une exploration rapide, que sera-ce d'un examen qui, pour être valable, aurait besoin d'être prolongé ?

C'est donc seulement chez les sujets qui ont dépassé la huitième année, que le clinicien pourra compter sur l'aus-cultation de la voix dans le diagnostic des affections de poitrine, et alors les modifications de la résonnance vocale auront les mêmes caractères et la même signification morbide (avec moins de netteté et de précision) que chez les malades plus âgés.

La *bronchophonie* indiquera, comme chez l'adulte, l'existence d'une *induration pulmonaire*, soit par pneumonie, soit par tubercules; et l'intensité du retentissement exagéré de la voix sera pareillement en rapport direct avec le degré et l'étendue de l'induration ; or, nous l'avons déjà dit souvent, la pneumonie de l'enfance étant le plus souvent lobulaire et double, et le poumon plutôt congestionné qu'hépatisé; les tubercules étant disséminés dans les lobes inférieurs et supérieurs plutôt que réunis en grandes masses, on comprend que les conditions physiques de renforcement de la résonnance vocale seront moins favorables et que la *bronchophonie vraie* en sera plus rare.

De même pour la voix *caverneuse :* pour qu'elle soit parfaitement nette, il faut que la caverne soit superficielle, de capacité moyenne, vide, à parois solides, etc. ; ces conditions multiples ne se rencontreront pas souvent dans la *phthisie* infantile qui, plus généralisée et plus rapide en son évolution, donnera plutôt lieu à plusieurs cavernules, avec coïncidence de fluxion bronchique, de congestion et de ramollissement du parenchyme environnant.

Dans la plupart des *épanchements liquides de la plèvre,* l'*égophonie* est perçue avec ses caractères habituels ; il en est de même de la *voix amphorique,* du *tintement métallique* et du *bruit de flot* que manifeste la succussion de la poitrine. Ces signes ont, dans le jeune âge, une valeur presque pathognomonique ; bien marqués, ils annoncent infailliblement l'existence d'un *pneumo-thorax* ou d'un *pneumo-hydrothorax.* Je n'ai, du reste, rien de particulier à vous en dire, si ce n'est que s'il vous arrive de percevoir chez un enfant les signes d'un simple épanchement d'air dans la plèvre, vous pourrez affirmer qu'il y a *perforation pulmonaire par tubercule,* tandis que l'épanchement pleural à la fois liquide et gazeux sera plutôt le fait d'une *gangrène du poumon et de la plèvre.*

C'est précisément pour remédier aux difficultés, et parfois à l'impossibilité de l'auscultation de la voix chez les enfants que Hourmann avait proposé l'*autophonie.* Vous connaissez, au moins de nom, cette méthode aujourd'hui oubliée : elle est fondée sur ce fait signalé par Bricheteau et par M. Taupin les premiers, que « si l'observateur lui-même vient à parler en même temps qu'il a l'oreille accolée immédiatement à la poitrine du malade, sa propre voix retentira contre ce point de la paroi thoracique; en subissant des modifications en rapport avec les conditions physiques des organes pulmonaires. »

Si, comme nous nous en sommes assuré par des expériences personnelles, ce fait du retentissement autophonique est réel *dans certains cas* d'induration pulmonaire, le phénomène assurément n'est ni assez fréquent, ni assez net, pour qu'on puisse l'ériger en un signe de quelque valeur : jamais, par ce seul mode d'auscultation, il ne nous a été possible de reconnaître de quel côté siégeait une affection pulmonaire et quelle en était la nature.

L'autophonie n'est donc point de ressource, et même le clinicien peut, la plupart du temps, se passer de l'auscultation des phénomènes vocaux ; si, chez les jeunes malades, la voix manque le plus souvent, la respiration et les signes qu'elle fournit ne font guère défaut, non plus que la percussion.

Auscultation de la toux.

Il n'y a point, à rigoureusement parler, de signes stéthoscopiques propres à la *toux*, qui n'est qu'un moyen de provoquer la manifestation des bruits anomaux dont les conditions physiques existent déjà. C'est justement en cela qu'elle sera parfois très-utile chez les jeunes sujets qui ne savent point respirer : une seule secousse de toux, c'est-à-dire, en définitive, une grande prise d'air circulant vite dans les voies respiratoires, fera plus, en mainte circonstance, que plusieurs inspirations successives : elle manifestera avec évidence des phénomènes acoustiques (et conséquemment des lésions matérielles) qui, avec une ampliation du poumon lente et modérée, seraient restés latents : chez un enfant, affecté de pleurésie, et dont le côté se dilate à peine, une respiration ordinaire sera silencieuse : qu'il tousse, et l'expiration s'accompagnera de souffle bronchique. — Chez un autre, atteint de bronchio-pneumonie, l'ampliation de la poitrine est rapide, mais courte, et l'on perçoit seulement quelques bulles de râle sous-crépitant ; la toux fera éclater des bulles nombreuses de rhonchus sous-crépitant et crépitant, et le murmure respiratoire, qui ne semblait que rude, prendra le timbre tubaire. — Chez un troisième, débilité et qui respire faiblement, qu'il y ait hydro-pneumothorax avec très-peu d'air, le souffle amphorique et le tintement métallique n'apparaîtront que dans les fortes secousses de la toux.

Modifiée par l'état morbide, la *toux* sera, comme chez les adultes, *tubaire, caverneuse, amphorique*, et elle aura même valeur pour la diagnose.

Mais comme l'enfant ne respire, ne parle, ni ne tousse au gré de l'observateur, celui-ci devra mettre à profit la bonne volonté ou plutôt la mauvaise volonté des petits malades : l'oreille fermement accolée au thorax, il tâchera de tirer parti, pour son examen, de la précipitation des mouvements respiratoires, des cris et de la toux qui manifesteront avec une intensité plus grande les râles, la bronchophonie et la plupart des phénomènes acoustiques.

DIXIÈME LEÇON.

DE LA PERCUSSION DANS LES MALADIES DU CŒUR.

Quoique les *affections du cœur* soient relativement plus rares dans l'enfance qu'aux autres âges de la vie, elles sont, d'une manière absolue, *beaucoup plus fréquentes qu'on ne croit ;* et les médecins occupés plus spécialement de la pathologie infantile, qui penseront à ausculter le cœur chez tous leurs petits malades sans exception, ainsi que nous en avons depuis longtemps l'habitude, seront fort étonnés de rencontrer parfois des affections cardiaques bien caractérisées, alors qu'aucun trouble fonctionnel apparent n'aurait pu en faire soupçonner l'existence.

A priori, on serait porté à croire que les changements qui s'opèrent, de la naissance à la puberté, dans le développement organique du cœur, dans son volume total et dans les dimensions relatives de ses diverses cavités (1),

---

(1) Guersant a signalé, le premier, une *disposition organique du cœur* assez importante à connaître. C'est l'épaisseur plus considérable des parois du ventricule gauche, et conséquemment les dimensions moindres de sa cavité : la proportion la plus constante de l'épaisseur de ce ventricule gauche au ventricule droit serait, d'après ses recherches comparées, comme 3 est à 1, et quelquefois même comme 4 est à 1 (chez les adultes dont le cœur est sain, la proportion la plus ordinaire est comme 2). Il en résulte que, chez les enfants très-jeunes, le ventricule veineux est proportionnellement beaucoup plus grand et plus faible que chez les adultes. MM. Rilliet et Barthez (t. I, p. 58) ont confirmé la justesse de cette indication de Guersant pour le rapport d'épaisseur des deux ven-

sont une cause prédisposante de maladie ; mais la clinique montre que les choses ne se passent point ainsi ; l'accroissement du cœur dans tous les sens avec les progrès de l'âge, la disparition de l'hypertrophie concentrique normale du ventricule gauche ; l'agrandissement graduel et inégal des orifices (1) ; en un mot, l'évolution de l'organe s'accomplit presque toujours régulièrement, ce que démontre la rareté des cas d'affections cardiaques imputables à quelque vice dans le développement ultérieur de ses diverses parties constituantes.

En effet, c'est une influence purement pathologique, c'est le *rhumatisme articulaire aigu* qui domine à peu près exclusivement, chez les enfants comme chez les adultes, l'*étiologie des maladies du cœur* et de ses enveloppes, soit qu'il y ait action directe du rhumatisme sur la production de l'endocardite ou de la péricardite, soit qu'il y ait action indirecte d'autres affections dont la nature rhumatismale devient alors évidente : de ce genre sont la *chorée* et les fluxions arthritiques de la *scarlatine*. Mais bien que l'en-

tricules : suivant eux, l'épaisseur maximum du ventricule gauche serait au-dessous de 1 centimètre, de 15 mois à 6 ans ; plus tard, elle est habituellement de 1 centimètre ou un peu plus. L'épaisseur maximum du ventricule droit serait de 2 millimètres, de 15 mois à 6 ans ; après cet âge, elle serait d'ordinaire de 3 ou 4 millimètres.

(1) MM. Rilliet et Barthez ont donné (t. I, p. 56) un *Tableau des mesures du cœur chez* 193 *enfants de différents âges*, morts d'affections diverses : j'extrais de ce travail quelques conclusions qui pourront surtout servir à porter, à l'autopsie, un diagnostic rétrospectif. « L'orifice auriculo-ventriculaire gauche, toujours plus petit que le droit, croît un peu plus régulièrement que lui avec l'âge, et présente souvent une dimension égale à la hauteur du cœur (il est de 5 à 6 centimètres chez les enfants de 15 mois à 3 ans, et de 7 à 9 centimètres chez les sujets de 11 à 14 ans). — L'orifice aortique présente à peine une augmentation légère, de 15 mois à 13 ans (il mesure entre 3 et 4 centimètres de 15 mois à 3 ans, et de 4 à 5 centimètres jusqu'à la quatorzième année). » — *Voyez* plus loin, les mesures de hauteur et de largeur des ventricules.

fance ait en plus ces deux dernières causes d'affection du cœur (et je n'exagère point en disant que la *chorée* est ou sera *cardiaque* dans un tiers des cas), l'influence du rhumatisme articulaire est tellement prépondérante que les jeunes sujets, beaucoup moins rhumatisants que les sujets plus âgés, sont, en somme, moins souvent atteints de maladies de l'organe du centre circulatoire ; et semblablement, ces maladies sont exceptionnelles dans les premières années de la vie, parce que le rhumatisme ne se montre avant trois ou quatre ans que par exception.

Ces considérations étiologiques, je les ai crues nécessaires pour vous montrer l'*importance de l'examen du cœur chez les enfants* : ne manquez jamais d'ausculter la région précordiale, pour peu qu'il existe des troubles de la circulation ou de la respiration, et surtout n'oubliez point de le faire chez les choréiques et les rhumatisants, alors même qu'il n'y aurait aucun symptôme d'affection thoracique.

Vous devrez commencer toujours l'examen par l'*auscultation ;* même sur un petit malade impatient, il vous sera possible d'appliquer l'oreille sur la région précordiale ; si les bruits vous paraissent tout à fait normaux, vous pourrez, du moins momentanément, ne pas aller plus loin ; si, au contraire, vous percevez quelque phénomène anomal, un souffle, par exemple, rendu plus sensible par l'accélération des battements cardiaques chez l'enfant qui s'agite, vous tâcherez, le calme revenu, de procéder à une exploration plus rigoureuse.

PERCUSSION.

Mesurer le cœur au moyen de la *percussion digitale* ou *plessimétrique* (l'un et l'autre mode ont leurs avantages et leurs inconvénients, et le mieux serait d'être expert *in utroque*) ; tracer exactement le dessin de sa forme et de ses dimensions, est une opération indispensable (1) quand on tient à établir un diagnostic précis ; et cette opération ne sera pas aussi difficile qu'on pourrait le croire, si, d'une part, l'enfant, raisonnable par son âge et par tempérament, veut bien se prêter aux lenteurs forcées de l'investigation (2), et si, d'autre part, l'explorateur, procédant avec douceur et précaution, a soin de percuter *avec légèreté* (et alors il lui faut presque renoncer à la *percussion profonde*) (3).

Voici pour la *mensuration du cœur* le *modus faciendi* qui m'a paru le meilleur et le plus expéditif : placé au côté gauche de l'enfant, qui est couché dans le décubitus dorsal, la tête un peu relevée, et dont la poitrine est à nu seulement dans la région précordiale, on applique le plessimètre, ou mieux le doigt (4), sur la partie centrale de cette région, c'est-à-dire entre le mamelon et le sternum, à peu près au niveau du troisième espace intercostal. Puis on percute le plus légèrement possible.

(1) M. le professeur Piorry vient encore de le démontrer tout récemment. (*Académie de médecine*, séance du 28 juillet 1863.)

(2) Chez les malades moins dociles, le praticien qui connaît son monde enfantin, ne devra négliger aucun des petits moyens capables de faciliter le diagnostic (douces paroles, caresses, légers cadeaux); les jeunes médecins qui ont suivi ma visite à l'hôpital ont pu voir quels miracles de docilité et de patience j'opérais, grâce à quelque menue monnaie distribuée à propos.

(3) Cette percussion, qui consiste à frapper fort pour avoir le son d'un organe sous-jacent à un autre (le cœur recouvert par le poumon, ou l'estomac par le foie), cette percussion profonde n'est aucunement nécessaire, et une percussion superficielle et très-légère m'a toujours fourni, chez l'enfant, les meilleurs résultats.

(4) Avec un doigt de la main droite ou avec deux doigts réunis, on frappe de petits coups perpendiculaires sur l'index gauche ou de préférence sur le médius qui, placé suivant l'axe du thorax, couvre une étendue à peu près correspondante à la hauteur du cœur.

Ce centre, qui correspond directement à la masse charnue du cœur, donne une matité absolue avec résistance au doigt ; un peu plus haut, c'est une demi-matité, qui traduit la superposition d'une lame mince du poumon ; et, environ 1 centimètre au-dessus, le son devient purement pulmonal ; on marque au crayon le point où la différence est le plus tranchée.

En percutant vers le bas, on arrive bientôt à percevoir une sonorité tympanique stomacale qui fait contraste avec la matité cardiaque : c'est la limite inférieure de l'organe facile à trouver et à tracer ; car un excellent moyen d'assurer cette limitation est aussi de *tâter le pouls du cœur ;* là où le choc de la pointe cesse absolument d'être perceptible à un doigt exercé, là finit la matité cardiaque et commence le son tympanique de l'estomac.

En dedans du mamelon, il y a matité correspondante au ventricule droit, puis son clair au niveau du sternum, à partir des articulations chondro-sternales.

Quant au point où finit, à gauche, la base des ventricules, il faut (et l'exploration est ici beaucoup plus difficile), il faut le chercher en dehors du mamelon : il sera indiqué par les modifications successives de la sonorité thoracique (matité complète par le cœur seul, et incomplète par superposition du poumon ; puis sonorité exclusivement pulmonale).

Tirant ensuite une ligne horizontale et une ligne verticale entre les points extrêmes qu'on vient de marquer, on a, d'une manière très-approchée, la largeur et la hauteur du cœur.

Si l'enfant est exceptionnellement docile, on peut compléter le dessin organographique en notant successivement les diverses modifications de la sonorité dans la région précordiale ; il n'y a guère de difficulté que pour la limi-

tation exacte du bord droit du cœur à sa partie inférieure :
d'ordinaire le foie, volumineux chez les jeunes sujets,
vient, par son lobe gauche, toucher médiatement ce bord
cardiaque, et alors il n'est pas aisé de distinguer si la matité appartient à l'un ou à l'autre viscère. On y arrive pourtant, ainsi que pour le tracé complet, avec un peu d'habitude et beaucoup de patience de la part de l'enfant.

Dans les cas où l'on serait forcé à un examen rapide par
l'impatience du sujet, on pourrait se contenter de marquer
les points dont la détermination est le plus facile, à savoir,
la limite supérieure et la limite sternale, en percutant vite,
et la limite inférieure en reconnaissant, au palper ou à la
vue, la pointe du cœur.

En effet, dans la diagnose physique des maladies du
cœur et du péricarde, quels renseignements le clinicien
doit-il surtout demander à la percussion ? Comme il n'y
a, pour ainsi dire, jamais atrophie cardiaque assez considérable pour être reconnue pendant la vie, l'altération
matérielle qu'il s'agira de constater par la plessimétrie
consistera, dans l'immense majorité des cas, en une augmentation de volume, soit hypertrophie du cœur, soit
distension du péricarde par du liquide épanché ; eh bien !
c'est la matité qui, occupant une étendue anomale, donnera la mesure de l'altération physique.

Ce n'est pas tout que de connaître, chez un enfant, le
volume du cœur précisément par une mensuration complète, ou approximativement par la limitation restreinte
que nous avons indiquée : telle dimension obtenue par la
percussion est-elle pathologique? On ne peut le savoir que
par la notion préalable des dimensions normales ; et, pour
apprécier les changements de l'état morbide, il faut bien
connaître par avance quelle est, à l'état sain, l'étendue de

la matité dans la région précordiale. Or, on comprend, pour les jeunes sujets, la difficulté et la presque impossibilité d'une détermination rigoureuse à cet égard : si déjà, il n'est point aisé pour les adultes, en raison des variétés individuelles, de la donner d'une manière générale avec quelque précision, comment pourrait-on formuler par un chiffre tant soit peu exact la matité correspondant physiologiquement au cœur, lorsqu'à ces variétés inhérentes à l'individu s'ajoutent celles qui dépendent de l'âge et de l'accroissement graduel du viscère pendant les périodes de la première et de la seconde enfance?

Aussi voyez le vague et le désaccord des indications énoncées par les auteurs : M. Taupin se contente de dire : « Il y a un son mat à la région précordiale, mais il n'a que très-peu d'étendue, les poumons venant presque toujours recouvrir presque entièrement le cœur. » — D'après MM. Rilliet et Barthez, cette étendue de la matité normale sera « de 4 à 7 centimètres verticalement, et de 4 à 8 transversalement (1). » Mais il me semble que ces excellents observateurs ont un peu diminué la hauteur de la matité cardiaque, et qu'ils ont fait abstraction de la partie du cœur recouverte par le poumon et au niveau de laquelle le son est seulement obscur (2).

Puisqu'on arrive sans trop de peine, par la percussion de

(1) Il n'est point dit d'après quelles mesures cette moyenne a été formulée, et, dans le tableau sus-mentionné, je trouve les chiffres de la circonférence du cœur, mais non pas ceux de la largeur.

(2) Pour les adultes, M. le docteur Andry ne voulait assurément parler que de la portion de l'organe qui est à nu, lorsqu'il disait, avec d'autres pathologistes : « La matité qui correspond à la présence du cœur est de 4 à 6 centimètres en carré, *quand cette matité existe.* » (*Manuel pratique de percussion et d'auscultation,* 1844.) — De même encore, suivant M. Racle, la *matité* précordiale ne serait que « de 3 à 4 centimètres dans le sens vertical et dans le sens transversal. » *Traité de diagnostic,* 1864, page 241.

la région précordiale, à reconnaître la partie du cœur qui est en contact direct avec la paroi thoracique et celle que recouvre le poumon, il faut, pour être exact dans ses mesures, assigner des limites plus larges à l'espace occupé par l'organe, c'est-à-dire à la matité cardiaque ; mais, comme je vous l'énonçais tout à l'heure, *une moyenne générale ne peut être donnée,* tant le volume du cœur varie dans l'enfance, tant il différera de lui-même chaque année, peut-être même chaque mois, par l'accroissement naturel du viscère, chez un sujet qui est en voie continue de croissance !

Consultez le tableau des mesures prises par **MM. Rilliet** et Barthez, et vous y verrez que, pour les enfants de 15 mois à 14 ans 1/2, la hauteur du cœur (1) varie, le plus souvent, de 5 à 9 centimètres. Une *moyenne*, avec un écart aussi grand des extrêmes, serait-elle l'expression de la vérité, et serait-elle applicable, je ne dis pas à la majorité, mais même à un certain nombre de faits? De quelle utilité cette formule générale, bien que juste sous le rapport mathématique, pourrait-elle être pratiquement et pour les cas particuliers? Voulez-vous décomposer en plusieurs séries l'âge des sujets qui figurent au tableau, vous trouverez que, sur cinquante et un enfants de 15 mois à 2 ans 1/2, la hauteur du cœur a été le plus fréquemment de 5 à 6 centimètres ; de 8 centimètres sur dix-neuf enfants de 8 à 9 ans, et de 9 centimètres pour les sujets de 10 à 14 ans. Ces chiffres constituant des moyennes plus étroites, seront par cela même plus exacts, et ils pourraient être utilisés

(1) **MM. Rilliet et Barthez** donnent (*loc. cit.*, p. 56) la distance de la base à la pointe, le cœur étant plein ; mais nous croyons que la hauteur des ventricules seuls, et non pas aussi celle des oreillettes, **est comprise dans cette mesure.**

pour la détermination de la matité verticale de la région
cardiaque.

Mais la clinique a besoin de formules claires, peu nombreuses, et qui puissent se fixer aisément dans la mémoire,
et je doute que cette arithmétique satisfasse aux conditions voulues ; à supposer que ces chiffres restent gravés
dans le souvenir, il faudra toujours, pour qu'ils soient
utiles au diagnostic, procéder à une mensuration exacte
du cœur dans chaque cas particulier, et comparer ensuite
ces mesures à l'étalon qui est dans l'esprit. L'opération ne
laisse pas que d'être assez longue et délicate.

J'ai cherché un terme de comparaison qui fût plus vite
acquis et plus intelligible à tous, qui fût plus sûr et plus
fixe que ne saurait l'être le volume du cœur, si variable
avec l'âge des jeunes sujets, et je crois l'avoir trouvé en
déterminant (ainsi, du reste, qu'on l'a fait pour la séméiotique des adultes) les points du thorax auxquels correspondent, chez les enfants, les différentes parties du cœur (1) ;
l'organe croît avec les années, mais la surface mate de la
paroi thoracique s'agrandit proportionnellement, de sorte
que les points de repère restent les mêmes.

1° A *l'état physiologique, la limite supérieure du cœur et
de la matité de la région précordiale est le deuxième espace*

(1) La détermination de ces points était ressortie, pour moi, depuis
longtemps, d'observations cliniques très-nombreuses ; mais au moment
de la donner de mémoire, j'ai pensé qu'il serait mieux de fournir des
pièces à l'appui ; j'ai donc examiné à nouveau, et j'ai mesuré la matité
précordiale sur 39 enfants âgés de 2 ans 1/2 à 14 ans, qui me paraissaient
exempts de toute affection cardiaque. — Je dois avertir toutefois, que
les conclusions tirées de ces mensurations sont moins rigoureuses à l'endroit des très-jeunes sujets rachitiques, le thorax étant, chez eux, dé-
formé et les côtes très-rapprochées les unes des autres ; ils seront d'ailleurs, en raison de leur âge, fort rarement affectés de maladies du
cœur.

intercostal (1) ; si donc la percussion donne une matité qui remonte jusqu'au bord supérieur de la seconde côte, il y a présomption de *maladie ;* si le son mat s'élève au-dessus, dans le premier espace intercostal, il y a presque certitude, et l'on sera en droit d'affirmer, 9 fois sur 10 (car le cœur pourrait être simplement refoulé par une tympanite abdominale), que la maladie signalée consiste en une *augmentation de volume du cœur* ou une dilatation *du péricarde.*

2° *La limite inférieure est la cinquième côte* (2).

L'exactitude de cette limitation, que nous ne donnons qu'après expériences, peut aussi être contrôlée par la détermination du point précis où bat la pointe du cœur : d'autres observations nous ayant appris que, chez la plupart des jeunes sujets, ce battement est à son maximum dans le quatrième espace intercostal (3), et que la matité cardiaque cesse environ 1 centimètre au-dessous, nous pouvons en conclure que la limite inférieure est justement fixée à la cinquième côte.

(1) 16 fois sur 39 la matité commençait juste au bord inférieur de la deuxième côte ; 17 fois, dans le deuxième espace intercostal ; 5 fois, juste au bord supérieur de la troisième côte ; une fois au niveau du corps de cette dernière ; dans aucun cas la matité ne commençait au-dessous.

(2) Dans plus des deux tiers des cas, — 28 fois sur 39, — 3 fois la matité finissait au bord supérieur de la cinquième côte, 7 fois au niveau du corps de cette côte, et 18 fois au bord inférieur. — Dans 10 cas seulement cette limite inférieure descendait jusqu'au cinquième espace intercostal (c'était chez des sujets où la troisième côte formait la limite supérieure.)

(3) Dans un quart au plus des cas, j'ai constaté que la pointe du cœur battait dans le cinquième espace intercostal, et c'était encore chez les mêmes sujets où la limite inférieure de la matité cardiaque était normalement un peu bas. — Pour les adultes, dans l'état normal, la pointe répondrait au quatrième espace intercostal, d'après M. Racle, tandis qu'on lit dans l'ouvrage de M. Andry, ancien chef de clinique de M. Bouillaud : « La pointe du cœur bat entre le mamelon et le sternum, et ajoutons, comme localisation essentielle, infaillible, *dans le cinquième espace intercostal.* »

Un abaissement de cette limite de matité (et du choc de la pointe du cœur), jusqu'au bas du cinquième espace intercostal, et surtout jusqu'à la sixième côte, sera certainement pathologique ; et si la limite supérieure est en même temps plus élevée, on pourra diagnostiquer avec assurance une augmentation considérable du volume du cœur, avec ou sans hypertrophie, ou une notable distension du péricarde (hydropéricarde, péricardite).

3° La *limite latérale interne* qui termine le bord droit du cœur et la matité précordiale en ce sens, est formée par une *ligne tirée verticalement du deuxième au quatrième espace intercostal au niveau des articulations des cartilages costaux avec le sternum.*

Un son mat qui s'étend au delà de cette ligne et qui dépasse la partie médiane du sternum et, *à fortiori*, le bord droit de cet os, est un signe certain des maladies sus-mentionnées du cœur ou du péricarde (à moins de simple déplacement de l'organe par un épanchement pleural).

4° La *limite latérale externe* s'éloignera plus ou moins du mamelon, dans une étendue proportionnelle à la lésion.

Vous le voyez, ces limites physiologiques et leurs écarts pathologiques sont faciles à déterminer, et des points de repère empruntés à l'anatomie de la région se comprennent et se retiennent mieux que des chiffres qui ne parlent point à l'esprit ; de plus, on pourra, suivant les besoins du diagnostic, et selon la docilité des petits malades, ou tracer toutes ces lignes (et alors on aura le dessin organographique complet), ou bien se borner à une seule, à la limite latérale interne, par exemple, dont les déviations sont très-significatives.

Il y a un avantage incontestable, surtout dans la pathologie infantile, où le diagnostic doit être prompt, à avoir provision de faits généraux, de formules, qui guident et assurent le jugement; les faits de percussion que je viens de vous signaler pour les maladies du cœur vous seront, je l'espère, profitables sous ce rapport.

Lorsque l'étendue de la région précordiale est augmentée, il y a, vous disais-je, augmentation correspondante du volume du cœur par *hypertrophie* (la *dilatation* simple est tout à fait exceptionnelle chez les enfants); — ou distension du péricarde par un *épanchement*, soit de sérosité pure (l'albuminurie scarlatineuse est la cause la plus fréquente de l'*hydro-péricarde*), soit de sérosité inflammatoire ou de pus (*péricardite*), soit enfin de liquide sanguin (ce n'est guère que dans le sclérème qu'on observe des *hémorrhagies* du *péricarde*).

Comme l'*anévrysme de l'aorte*, qui donnerait lieu à une matité étendue dans la région précordiale supérieure, n'existe pour ainsi dire point dans l'enfance (1); — comme parmi les maladies de l'organe central de la circulation, la péricardite et l'hypertrophie avec endocardite sont de beaucoup les plus communes (ce sont même à peu près les seules chez les jeunes sujets), ce n'est qu'entre ces deux affections que le clinicien pourra hésiter; et ici, de même que chez les adultes, il se décidera par la *forme de la matité*, celle-ci gardant la configuration du cœur dans l'*hypertrophie* si considérable qu'elle soit, et représentant, au contraire, dans la *péricardite*, un cône irrégulier à base située en bas. Ajoutons que c'est surtout dans les épanchements du péricarde que la limite latérale interne dépasse notablement

(1) **Voyez** une observation d'anévrysme de l'aorte, **mentionnée à la** leçon suivante.

la ligne chondro-sternale et le sternum lui-même, d'une étendue qui est en rapport direct avec la quantité de liquide épanché.

Du reste, il m'a semblé que les épanchements dans le péricarde étaient, généralement, moins considérables dans l'enfance qu'aux autres âges (sans doute parce que les jeunes sujets résistent moins longtemps aux atteintes portées alors à la respiration et à l'hématose) ; et, par suite, il sera facile de les distinguer des collections liquides de la plèvre, sauf les cas rares où les deux séreuses seraient envahies simultanément (1). Je me rappelle pourtant l'histoire d'un petit garçon, âgé d'environ 3 ans, que Guersant, et après lui tous les élèves du service, avaient cru atteint de pleurésie, parce que le côté gauche de la poitrine était absolument mat, en avant et en arrière, dans presque toute la hauteur : ou fut très-surpris, à l'autopsie, de trouver, dans le péricarde, un épanchement énorme qui, refoulant le poumon, avait empli tout le côté comme l'aurait fait une collection pleurale.

(1) Je vous ai cité le cas d'une petite fille qui, trois jours après son entrée à l'hôpital, mourut subitement; outre une pleuro-pneumonie purulente et une seconde pleurésie simple, elle avait une péricardite avec liquide séro-purulent, qui ne fut reconnue qu'à l'autopsie.

ONZIÈME LEÇON.

DE L'AUSCULTATION DANS LES MALADIES DU CŒUR.

Considérations générales ; règles. — Je vous ai dit que, même chez un enfant rebelle à l'examen clinique, l'auscultation pouvait, dans les affections du cœur, fournir, et en bien peu d'instants, les renseignements les plus précieux : que l'oreille, appliquée à la région précordiale, perçoive un souffle manifeste pendant deux à trois secondes, c'est-à-dire en place de deux ou trois battements cardiaques, et incontinent le praticien aura une importante indication séméiotique ; souvent il trouvera dans cette première donnée l'explication de troubles fonctionnels graves (fièvre, dyspnée, etc.) dont la cause lui échappait, et parfois même il ne lui en faudra pas davantage pour reconnaître une affection sérieuse de l'organe central de la circulation.

S'il est beaucoup de sujets indociles, il en est quelques-uns qui se prêtent, au contraire, patiemment à l'examen et qui supportent une auscultation assez prolongée, pourvu que le clinicien y mette, de son côté, un peu de savoir-faire ; d'ailleurs, les affections cardiaques appartenant à la seconde enfance trois et quatre fois plus qu'à la première, l'exploration en devient d'autant plus facile.

En tout cas, l'observateur, placé, comme pour la percussion, à la gauche du petit malade, pratique l'auscultation soit immédiate, soit médiate : les avantages et les inconvénients du stéthoscope ou de l'oreille se balancent à peu de chose près ; avec l'instrument, qui s'accommode mieux à la région précordiale qu'aux autres points du corps, on circonscrit mieux les bruits (et de plus on est protégé contre les parasites qu'engendrent sur nos pauvres petits malades de l'hôpital la misère et la cachexie) ; mais, avec l'oreille qui, accolée immédiatement au thorax, peut percevoir au contact le choc du cœur ou le frémissement cataire en même temps que les bruits anomaux, l'examen sera toujours plus aisé, plus prompt et plus complet.

Phénomènes physiologiques. — Dans l'état sain, le *tic-tac* du cœur s'entend, chez les jeunes sujets, avec facilité, en raison du peu d'épaisseur des parois du thorax ; le maximum des bruits correspond à peu près au troisième espace intercostal (1) ; et tout naturellement, à mesure qu'on s'éloigne de ce centre, ils sont de moins en moins perceptibles ; on les entend pourtant dans toutes les régions de la poitrine, et je m'étonne que MM. Rilliet et Barthez aient écrit qu'ils n'avaient « presque jamais perçu les battements du cœur en arrière (2). »

Le *premier bruit* est, comme chez les adultes, plus sourd que le *deuxième ;* et il est surtout plus long, cir-

___

(1) Par suite du moindre volume du cœur chez les enfants et de la moindre étendue de la région précordiale, il n'est guère possible de reconnaître à chacun des deux bruits un point maximum ; les noms de bruit *inférieur* pour le premier et de bruit *supérieur* pour le second ne pourraient donc être donnés justement, ainsi qu'on le fait chez les adultes.

(2) *Loc. cit.*, page 55.

constance qu'il ne faut pas oublier ; autrement on s'exposerait à prendre pour un souffle morbide le prolongement plus ou moins marqué, mais passager, qui se manifeste parfois en dehors de conditions vraiment pathologiques.

Comme le pouls, les battements du cœur sont, normalement, *très-fréquents* dans l'enfance ; ils se répètent, en moyenne, 70 à 100 fois par minute, et ils s'accélèrent, dans une proportion beaucoup plus forte que chez les adultes, par l'agitation, le mouvement, ou une émotion quelconque ; presque toujours ils sont parfaitement réguliers, et ce n'est que par grande exception que l'on constate chez des enfants, fort bien portants en apparence, de l'*irrégularité* dans le rhythme, laquelle cessera dans l'état fébrile, ainsi qu'on l'observe aux autres âges.

Dans des cas où l'indocilité du jeune sujet fait qu'on précipite l'examen, il arrive parfois qu'un des bruits, se trouvant en coïncidence fortuite avec les mouvements accélérés du thorax, est couvert par une respiration forte, et l'on croirait entendre un souffle cardiaque : cette méprise cesse dès qu'on peut répéter l'exploration avec une oreille un peu plus attentive.

Dans d'autres cas, les bruits du cœur ont, passagèrement, un timbre *métallique*, sans maladie aucune de l'organe, et uniquement par suite du voisinage de l'estomac, distendu par des gaz (les mauvaises digestions et la pneumatose stomacale sont fréquentes chez les très-jeunes sujets) ; ce timbre métallique devra d'ailleurs être plus marqué dans l'hypertrophie, en raison des contractions et des chocs plus énergiques de l'organe.

Phénomènes pathologiques : Altérations de siége ; d'intensité et d'étendue ; de rhythme. — **Les bruits du cœur** sont quelquefois *déplacés* comme le cœur lui-même ; mais, chez les enfants, ce déplacement ne s'opère, le plus souvent, que dans deux sens, *en haut* et *latéralement*. — Que la cavité abdominale, déjà proportionnellement plus vaste que la cavité thoracique chez les très-jeunes sujets et surtout chez les rachitiques, soit distendue par du liquide (ascite par cirrhose, par albuminurie scarlatineuse, etc.) ou, ce qui est bien autrement fréquent, par des gaz (pneumatose intestinale par digestions mauvaises, par péritonite tuberculeuse, etc.) ; et le diaphragme, refoulé par les viscères abdominaux, repoussera directement *en haut* le cœur et ses bruits, jusqu'à la seconde côte. — Quant au *déplacement latéral*, il dépendra d'un épanchement dans la plèvre gauche, qui refoule le cœur en dedans, de telle sorte que l'impulsion et les bruits sont perceptibles par la vue et l'ouïe au delà du sternum, du côté droit, dans une étendue en rapport avec la quantité du liquide épanché ; et, en effet, le déplacement du cœur donnera ultérieurement, par ses variations, la mesure des changements opérés dans le volume de la collection séreuse de la plèvre (1). — De même encore, dans les déformations considérables du thorax par le rachitisme, le cœur et ses bruits seront déplacés *en différents sens*. — Il est bien rare que, dans la phthisie bronchique, les

(1) M. Blache m'a rendu témoin, tout récemment, du fait suivant : Une petite fille de 4 ans 1/2 (salle Sainte-Catherine) était affectée de *pleurésie gauche*, avec refoulement du *cœur à droite*, jusqu'au delà des articulations costo-sternales : on donna issue par la *thoracocentèse* à environ 250 grammes de pus, et le cœur revint derrière le sternum ; puis récidive de l'épanchement et maximum des bruits cardiaques perçu de nouveau à droite ; quelques jours après, la petite malade rend par une vomique environ 150 grammes de matière purulente ; à partir de cette seconde évacuation, le cœur reprend sa place, et aujourd'hui l'on entend le *tic-tac* au siége accoutumé ; la guérison paraît assurée (plus tard, en effet, elle fut complète.)

ganglions tuberculeux constituent des masses assez volumineuses pour refouler le cœur *en arrière*, ou que des masses soient disposées de manière que le maximum des bruits en soit déplacé : ce changement, d'ailleurs, serait d'autant moins reconnu que ces tumeurs dures, en contact avec le cœur, sont de nature à renforcer les phénomènes acoustiques en les conduisant mieux à l'oreille.

Mais on le voit, les bruits du cœur sont ainsi déplacés bien plus par des conditions morbides des organes voisins que par des maladies du viscère lui-même ; et, par exemple, les enfants atteints d'affections cardiaques ne résistent guère, comme les adultes, d'assez longues années pour que l'organe hypertrophié acquière des dimensions telles (*cor bovinum*), que le siége maximum des bruits en soit notablement changé.

Toutefois, dans certains cas exceptionnels d'adhérences du péricarde, le *tic-tac* est déplacé ; nous en avons observé un exemple remarquable, cette année, chez un petit garçon, dont le cœur était comme attiré et fixé vers le centre épigastrique, où les battements irréguliers de la pointe étaient très-visibles.

Les bruits cardiaques, au point de vue de leur *intensité*, seront pareillement influencés par l'état général de l'économie autant et plus que par l'état local du cœur : — dans l'adynamie, dans l'inanitiation produite par les maladies chroniques du tube digestif, dans la cachexie tuberculeuse, et surtout dans le sclérème où ils sont à peine perceptibles, ils seront plus faibles que dans l'atrophie du cœur ou dans la dilatation avec amincissement des parois (altération fort rare, du reste) ; toutefois, dans les épanchements du péricarde, ils paraîtront, d'ordinaire, affaiblis et plus lointains.

Une forte fièvre augmentera leur intensité comme leur rapidité, presque autant que l'hypertrophie ventriculaire, sauf dans quelques cas extrêmes, où chez des sujets déjà parvenus à la seconde enfance, l'oreille percevra des bruits *forts* et *étendus,* en même temps qu'un choc énergique de la pointe dans la systole. Vous vous rappelez cette petite fille, de 12 à 13 ans, qui ne voulut rester que très-peu de temps dans notre salle Sainte-Geneviève, et chez laquelle nous pûmes calmer, par une saignée et l'administration de la digitale à haute dose, les plus violents symptômes d'une hypertrophie avec endocardite chronique ; le cœur bondissait dans la poitrine, frappant véritablement à coups redoublés l'oreille de l'observateur, avec accompagnement de bruits éclatants et de souffle.

Je vous ai parlé de l'*irrégularité* du pouls, chez quelques enfants, par simple idiosyncrasie ; je vous ai signalé ailleurs la valeur séméiotique de cette même irrégularité dans la méningite tuberculeuse ; dans les cas où la pulsation radiale, lente, irrégulière, serait en même temps très-faible, c'est par l'oreille que vous pourriez constater ces altérations correspondantes du rhythme du cœur, de même que chez les sujets qui refusent obstinément de se laisser tâter le pouls, vous avez pour dernière ressource l'auscultation de la région précordiale.

Les irrégularités, les *intermittences* dans les bruits se lient le plus souvent, dans l'enfance comme aux autres âges, à la péricardite et au rétrécissement de l'orifice mitral.

Les *bruits triples*, avec ou sans coïncidence de souffle, sont produits par le défaut de synchronisme des claquements valvulaires du cœur droit et du cœur gauche dans des contractions inégales, et ils annoncent aussi une affection organique avec rétrécissement des orifices ; mais on a rarement occasion de les constater, et quant aux bruits *quadruples*, je n'ai point présente à l'esprit d'observation où je les aie rencontrés : on comprend d'ailleurs la difficulté d'apprécier avec netteté des phénomènes qui se passent au milieu d'un si grand tumulte du cœur.

Bruits anomaux. — Je n'ai rien à vous dire de particulier sur les *altérations de caractère* des bruits, qui seront voilés et comme étouffés, ou secs et parcheminés, etc. ; ces modifications légères du tic-tac normal dépendent, comme on sait, de légères altérations de l'endocarde valvulaire ; elles marquent le premier degré de lésions diverses dans les orifices, lésions dont l'existence, à un degré plus avancé, sera révélée par les *bruits anomaux* proprement dits, par les *souffles* doux ou rudes.

Rien de plus aisé, pour une oreille tant soit peu exercée, que d'entendre, chez les malades de tout âge, ces souffles qui s'ajoutent au tic-tac du cœur ou le remplacent ; la sensation est le plus souvent très-nette, et facile à distinguer de tout autre bruit pathologique, ainsi que du bruit respiratoire fort ou soufflant (surtout par le défaut de coïncidence entre les battements cardiaques et les mouvements thoraciques). — Ces souffles, qu'ils soient doux ou rudes, sont presque toujours assez forts pour retentir dans toute la poitrine. C'est même quelquefois en auscultant en arrière un petit malade pour une affection supposée des voies respiratoires, qu'on est tout surpris d'entendre un souffle dont on reconnaît vite que le point de départ est au cœur ; c'est aussi en arrière et à gauche qu'on peut ausculter, lorsque l'enfant, indocile, ne permet point l'auscultation de la région précordiale.

Relativement à ces bruits anomaux considérés dans les

maladies du cœur de l'enfance, je n'ai à vous signaler qu'un petit nombre de particularités qui m'ont frappé.

Auparavant, je dois vous rappeler quelques données séméiotiques fournies par la stéthoscopie dans les affections cardiaques en général ; ces données, confirmées par l'expérience, sont assez certaines pour avoir été érigées en *lois* (1), lesquelles sont également applicables aux cardiopathies infantiles.

Augmentation de volume du cœur, lésions matérielles de ses orifices.— On peut résumer en ces deux faits physiques toute la pathologie physique du cœur ; la diagnose de l'augmentation de volume ressortit presque exclusivement à la percussion, et celle des lésions des orifices à l'auscultation.

Ces lésions des orifices, quelles qu'elles soient (épaississement des valvules, incrustations et dépôts fibrineux, cartilagineux, ossiformes ; rigidité, immobilité, adhérences, déchirure de ces voiles membraneux), toutes ces lésions diverses peuvent être pareillement réduites à deux, au point de vue de leurs effets : *rétrécissement* ou *insuffisance*, c'est-à-dire obstacle au cours normal du sang à travers les orifices cardiaques, ou reflux du sang par inocclusion des valvules.

C'est au moment où les colonnes sanguines traversent les orifices altérés et par le fait de ce passage, que des *bruits anomaux* se produisent et arrivent à l'oreille appliquée sur la région précordiale ; ces bruits marquent généralement, par leurs caractères, le degré de l'altération matérielle, le souffle doux appartenant aux lésions peu intenses et aux insuffisances, le souffle rude (bruits

(1) Ces lois ont été consignées dès 1841, dans la première édition du *Traité d'auscultation.*

de râpe, de scie, etc.) aux lésions plus avancées, et aux rétrécissements excessifs.

Le *souffle* précède-t-il le premier bruit du cœur, est-il *présystolique*, il annonce un *rétrécissement auriculo-ventriculaire*. — Remplace-t-il le premier bruit, est-il *systolique*, il indique un *rétrécissement de l'orifice aortique* ou une *insuffisance de l'orifice mitral* (1). — Remplace-t-il le second bruit, est-il *diastolique*, il est le signe presque pathognomonique de l'*insuffisance des valvules de l'aorte*.

Que si le maximum du bruit anomal est à *la base du cœur*, c'est l'*orifice aortique* qui est altéré; s'il siége à la *pointe*, c'est l'orifice *mitral*.

Y a-t-il *souffle double*, c'est-à-dire remplaçant les deux bruits du cœur, c'est qu'il y a *lésion aux deux orifices*, ou, ce qui est plus ordinaire, *double lésion* (rétrécissement et insuffisance) *du même orifice*, le siége maximum des souffles doubles à la base ou à la pointe indiquant alors que l'altération complexe siége à l'ouverture aortique ou mitrale.

A ces faits généraux, qui ressortent d'une étude approfondie de la pathologie du cœur et qui ont été reconnus vrais par les observateurs de tous les pays, à ces *lois d'auscultation* formulées pour les autres âges, je n'ai, pour l'enfance, presque rien à ajouter ni à retrancher.

Voici néanmoins les quelques différences que la clinique m'a apprises :

1° Et d'abord, je vous signalerai la rareté, chez les enfants, des *souffles du cœur inorganiques*, c'est-à-dire dépendants de la chlorose ou de l'anémie. Bien que l'anémie

____

(1) J'ai communiqué à la Société des hôpitaux l'observation d'un enfant chez lequel j'avais entendu avec une netteté parfaite un souffle doux au premier temps et à la pointe du cœur; à l'autopsie, je trouvai une insuffisance mitrale, sans aucune autre altération.

soit très-commune dans la première et dans la seconde enfance, rien de moins commun qu'un souffle du cœur que l'on doive rattacher à cet état morbide (1) ; et toutes les fois que vous constaterez un souffle cardiaque bien caractérisé, vous pourrez conclure presque certainement à l'existence d'une altération matérielle des orifices (2) ; la certitude serait plus grande encore si le bruit anomal se produisait à la valvule mitrale, la pratique ayant démontré (sans qu'on puisse autrement s'en rendre compte) que les souffles inorganiques siégent presque toujours à l'orifice de l'aorte. Il est admis par les stéthoscopistes que l'anémie et la chlorose peuvent s'annoncer par un bruit de souffle et même de piaulement produits à l'orifice mitral ; je doute beaucoup que cette proposition soit vraie pour les adultes et je la conteste formellement pour les jeunes sujets. Une fille de 14 ans, rhumatisante et choréique en 1861, entra dans mon service en 1863, pour une seconde attaque de chorée d'abord fort légère ; comme cette fille était chloro-anémique, je crus pouvoir rattacher à l'état du sang un bruit de souffle doux siégeant exclusivement à l'aorte ; quelques jours après survenait un rhumatisme peu intense, et la chorée suivait rapidement une marche ascendante ; puis le souffle de

(1) J'ai examiné dernièrement, à plusieurs reprises, dans la salle de M. Bouvier, un petit garçon d'une dizaine d'années, qui avait la *chlorose* la plus prononcée que j'aie jamais vue chez un sujet du sexe masculin, une vraie *chlorose* de jeune fille (il n'avait pas perdu une seule goutte de sang par une hémorrhagie quelconque, et il paraissait exempt de toute maladie d'organes qui eût pu expliquer cette altération du sang); jamais ce petit malade n'a présenté le plus léger souffle au cœur.

(2) West a fait, de son côté, la même remarque : « Rappelez-vous, dit-il, que l'existence d'un bruit anomal au cœur est, chez l'enfant plus que chez l'adulte, un signe certain d'affection organique, les bruits qui se lient à un appauvrissement du sang étant très-rares chez les sujets au-dessous de 7 ans. » (*Op. cit.*, 4ᵉ édit., page 494.)

l'orifice aortique augmentant un peu, un deuxième souffle assez fort naissait à l'*orifice mitral* ; dans des conditions pareilles d'origine, ce nouveau bruit anomal ne pouvait pas ne pas être le signe d'une endocardite rhumatismale.

2° Chez les jeunes sujets, les souffles doux sont beaucoup plus habituels que les souffles rudes, et l'on n'a que rarement l'occasion d'entendre de forts bruits de râpe, de scie, etc., qui indiquent des lésions valvulaires plus graves et plus avancées (1) ; mais ce n'est pas que l'enfance soit favorisée sous le rapport de la gravité moindre des affections cardiaques ; bien au contraire, et si les altérations profondes de l'endocardite chronique, révélées par les souffles rudes, sont beaucoup moins souvent observées chez les enfants, c'est qu'il faut du temps pour la dégénérescence cartilagineuse ou ossiforme de l'endocarde et que les jours des pauvres petits malades sont comptés.

3° Les maladies du cœur droit, isolées de celles du cœur gauche, ne se rencontrent, pour ainsi dire, jamais dans le jeune âge ; et quant aux lésions valvulaires, celles de l'orifice mitral sont incomparablement plus communes que celles de l'orifice aortique ; cela est vrai et pour les rétrécissements et pour les insuffisances. — Chez les adultes, c'est aussi la valvule bicuspide dont l'endocarde se prend le plus fréquemment ; mais cette espèce de préférence pathologique est bien plus marquée chez les enfants ; il en résulte que, chez ces derniers, l'insuffisance de l'aorte et le souffle au second temps et à la base (qui en est le signe pathognomonique), seront plus rarement observés.

(1) C'est aussi en raison de la rareté de ces bruits rudes que le *frémissement cataire* est bien moins commun que chez l'adulte. MM. Rilliet et Barthez ont remarqué, comme nous, que ce frémissement était rarement perçu dans les affections du cœur infantiles.

4° Il y a aussi une raison anatomo-pathologique à la moindre fréquence des lésions de l'orifice aortique dans l'enfance, c'est la rareté excessive, sinon l'absence, chez les jeunes sujets, de ces altérations organiques de l'aorte qui changent les dimensions et la forme de ce gros vaisseau et troublent, par suite, le jeu régulier des valvules ; je n'ai point souvenance d'avoir rencontré chez les enfants un seul cas d'anévrysme de l'aorte (1) ; et, dans les ou-vrages spéciaux de MM. Rilliet et Barthez, West, Bouchut, le mot *aorte* ne figure même pas à la table des matières.

Il est cependant un bruit anomal du cœur qui appar-tient en propre à l'enfance, parce que l'affection même où il se produit, affection congénitale et mortelle, ne laisse presque jamais les malades dépasser l'adolescence, je veux parler de la *cyanose*.

Dans la plupart des cas de cyanose, on perçoit à la région précordiale un souffle généralement assez fort. Ayant eu l'occasion, en ville et à l'hôpital, d'observer douze à quinze exemples de ce vice de conformation (plu-sieurs avec autopsie), j'ai remarqué que dans tous les cas où j'avais constaté, pendant la vie, un souffle cardiaque, je trouvais, sur le cadavre, une communication entre les

(1) Au moment même où j'écrivais ces lignes, un petit garçon, âgé de 10 ans, m'a été amené par sa mère à la consultation de l'hôpital. Cet enfant, chez lequel on a remarqué un peu d'essoufflement depuis cinq ou six années, a eu un accès de suffocation le mois dernier, et depuis il a conservé de la gêne dans la respiration. Il présente, au niveau de l'articulation de la première et de la deuxième côte avec le sternum, une tumeur arrondie, légèrement saillante, de la dimension d'une pièce de 2 francs, sur laquelle est perçu un bruit de souffle continu, avec redoublements, bruit de souffle qui se prolonge dans toute la crosse de l'aorte et dans les carotides, sans altération notable des bruits du cœur. Cette tumeur ne m'a pas paru pouvoir être autre chose qu'un *anévrysme de l'aorte*. On pourra en juger par les détails de l'observation qui sera publiée ultérieurement.

deux cœurs par le trou de Botal et surtout par la cloison interventriculaire ouverte à sa partie supérieure.

J'ai constaté, en outre, que ce bruit anomal de la cyanose avait le plus souvent son maximum au centre de la région précordiale. — Si donc, chez un enfant cyanotique, on entend, au milieu même de la région cardiaque, un bruit de souffle permanent, on peut en inférer l'existence d'une communication anomale et congénitale entre les deux cœurs par inocclusion de la cloison interventriculaire.

Trois fois, chez de très-jeunes enfants que je visitais pour des bronchites, il m'est arrivé de deviner la cyanose future ou au moins l'existence d'un vice de conformation du cœur, par la perception inattendue d'un bruit de souffle cardiaque, lequel était fort et central, permanent et *invariable pendant des années*, et qui, survenu en dehors de toute cause morbifique ou de toute maladie appréciable, avait été nécessairement méconnu jusqu'alors.

Vous savez que, indépendamment de ces bruits anomaux du cœur dits *intrinsèques*, l'auscultation révèle un bruit *extrinsèque*, le *frottement péricardique*, signe certain de la *péricardite avec fausses membranes*, et que les variétés du frottement sont en rapport avec les conditions variables des produits déposés sur les feuillets du péricarde. — Tel vous avez entendu ce bruit chez des malades adultes, et tel vous le retrouverez chez les jeunes sujets, avec cette différence que, les pseudo-membranes restant d'ordinaire fibrineuses et molles jusqu'à leur résolution ou jusqu'à la formation d'adhérences, vous aurez plus souvent occasion de rencontrer le frottement doux que le frottement rude.

Dans la péricardite des enfants, les battements du cœur .

sont accélérés plus encore que chez les adultes ; et la locomotion du cœur étant très-rapide, le frottement réciproque des feuillets tapissés de pseudo-membranes
s'exerce aussi avec une très-grande vitesse ; de telle sorte
que la sensation qui en résulte pour l'oreille est parfois
exactement celle d'un souffle cardiaque, et ce pseudo-
souffle paraît tantôt simple, et tantôt double quand le
frottement est ascendant et descendant. — La distinction
est souvent fort difficile, et vous n'arriverez à un diagnostic précis que par l'analyse rigoureuse des autres
circonstances du frottement (telles que son mode d'apparition, ses variations plus grandes que celles d'un
souffle intrinsèque, son siége maximum au niveau des
articulations costo-sternales entre la base et la pointe du
cœur), et surtout en vous aidant des autres signes physiques concomitants.

Vous le voyez, les différences que je vous ai indiquées
entre les résultats de l'auscultation dans les maladies du
cœur de l'enfance et des autres périodes de la vie, sont
minimes, et ces différences portent plutôt sur le degré de
fréquence des diverses lésions des deux orifices du cœur
gauche, que sur les caractères des phénomènes acoustiques, ceux-ci devant être forcément les mêmes alors
qu'ils expriment des altérations identiques, ce qui est le
cas le plus ordinaire. Donc, si vous êtes versés dans la
séméiotique des affections cardiaques chez les adultes,
vous l'êtes également dans la séméiotique de ces mêmes
affections chez les jeunes sujets ; les notions que vous
aurez acquises dans les autres hôpitaux trouveront ici
leur application ; le malade a changé, mais point la
maladie.

De l'importance de l'auscultation. — Loin de moi, disais-je en commençant ces leçons sur la percussion et l'auscultation dans les maladies de poitrine chez les enfants, loin de moi la prétention de faire un *traité* sur la matière ; et voici qu'entraîné par l'importance du sujet et par le désir de vous communiquer les résultats pratiques d'une longue expérience, je vous ai exposé en détail les phénomènes acoustiques avec les particularités qu'ils présentent dans les affections du jeune âge, avec les différences qu'apportent, dans leurs caractères et dans leur signification morbide, des conditions pathologiques dissemblables ; j'ai fait ainsi de l'auscultation comparée, et, finalement, je me trouve avoir composé à votre usage un petit *Traité de stéthoscopie infantile.*

Et maintenant, après vous avoir montré les difficultés de l'auscultation chez les jeunes sujets, après avoir cherché à vous en faciliter l'étude, je termine par une courte appréciation des immenses services que nous rend tous les jours l'admirable découverte de Laënnec.

On a justement vanté ces services pour le diagnostic différentiel des maladies de poitrine chez l'adulte : que sera-ce pour les mêmes affections chez l'enfant qui n'exprime point ses souffrances ou les accuse mal, qui ne sait point cracher, qui a de la dyspnée dès qu'il a la fièvre et qui a souvent la fièvre pour la cause la plus légère ?

Si quelques petits malades font, par leur indocilité, que la perception des phénomènes stéthoscopiques soit fort difficile, certains autres (il faut aussi que justice leur soit rendue) supportent avec une patience remarquable les ennuis de l'exploration ; et le médecin, grâce aux secours de l'auscultation, est en état de formuler un jugement qu'il n'eût pas été possible de fonder sur les seuls symptômes fonctionnels.

Dans les affections thoraciques du jeune âge, la disposition insolite des produits morbides, la complication plus grande des lésions matérielles, rend, il est vrai, l'interprétation des signes physiques plus douteuse que chez les adultes ; mais c'est précisément dans ces altérations compliquées que le diagnostic serait impossible à qui n'aurait pour éléments que la fièvre, la dyspnée ou la toux.

Dans l'enfance, où la souffrance d'un organe excite si vivement le consensus pathologique des autres organes, combien souvent les maladies des voies respiratoires seraient méconnues, si l'auscultation n'éclairait sur l'origine de désordres en apparence fort disparates ! que de fois, chez un très-jeune enfant pris de vomissements, de délire, de convulsions, ou plongé dans la stupeur et même le coma, j'ai reconnu, en appliquant l'oreille sur le thorax, la cause et la véritable nature d'accidents qu'on pouvait croire symptomatiques d'une indigestion, d'une fièvre typhoïde, d'une méningite ! Que de fois encore, chez un écolier qui mangeait et jouait, courait même, à peu près comme en pleine santé, j'ai trouvé dans la poitrine (en percevant un souffle de pleurésie) l'explication d'une petite toux sèche, d'un peu d'essoufflement et de fièvre, qui avaient passé complétement inaperçus ou qu'on mettait sur le compte des vers ou de la croissance ! Ces pneumonies *latentes* des enfants à la mamelle, où la toux est imputée aux dents ; ces phthisies méconnues où le dépérissement et la fièvre sont attribués à une croissance trop rapide, voire même à la jalousie, toutes ces maladies qui échapperaient à l'observation, c'est l'oreille qui les découvre, c'est le stéthoscope qui les voit.

Dans les affections infantiles qui se compliquent si fréquemment de bronchio-pneumonie, dans la rougeole, la coqueluche, le croup, c'est par l'auscultation seule que

l'on constatera le moment précis où éclatent ces compli-
cations, leur siége, leurs progrès ou leur déclin.

Et, dans les maladies du cœur, comment reconnaître,
autrement que par le stéthoscope, certains vices de conformation qui parfois ne se trahissent par aucun trouble
de la santé, et pourtant qui sont sûrement mortels après
quelques années ? De même pour les altérations des
orifices cardiaques : par quelle autre méthode arriverait-on
à la moindre notion sur leur existence, sur leur localisation dans l'un ou l'autre des orifices du cœur, sur leur
extension à tous les deux ?

On a dit que sans l'opium et le quinquina la médecine
ne serait pas possible ; je dirai de même que, sans l'auscultation (le diagnostic n'étant que doute et obscurité et
la thérapeutique manquant de base rationnelle), la médecine des enfants serait une impossibilité.

F I N.

Corbeil, typogr. et stéréot. de Crété.

A LA LIBRAIRIE MÉDICALE DE **P. ASSELIN**

Place de l'École-de-Médecine

BARTH et Henri ROGER, professeurs agrégés à la Faculté de médecine de Paris, et médecins des hôpitaux. — **Traité pratique d'Auscultation**, ou Exposé méthodique des diverses applications de ce mode d'examen à l'état physiologique et morbide de l'économie, suivi d'un **Précis de Percussion**. — 6e édition. 1 fort vol. in-18 grand raisin. Paris, 1864. Prix, broché............ 6 fr.
    Relié en demi-veau ou mouton chagrin........ .... 7 fr.

BÉCLARD (d'Angers), ancien professeur à la Faculté de médecine de Paris. — **Éléments d'Anatomie générale**. Description de tous les tissus ou systèmes organiques qui composent le corps humain. 4e édition, revue, augmentée d'un **Précis d'Histologie,** de nombreuses additions et d'un grand nombre de figures intercalées dans le texte : par M. Jules Béclard, professeur agrégé à la Faculté de médecine de Paris, membre de l'Académie impériale de médecine. 1 fort vol. in-8. 1864............ .... 10 fr.

BÉCLARD (Jules). — **Traité élémentaire de Physiologie humaine**, comprenant les principales notions de la physiologie comparée. 4e édition, revue, corrigée et considérablement augmentée. 1 très-fort vol. grand in-8 de 1200 pages, avec 230 figures intercalées dans le texte. 1862. Prix, broché............ 14 fr.
    Cartonné à l'anglaise........................... 15 fr.

BECQUEREL. — **Traité élémentaire d'Hygiène privée et publique**. 3e édition, avec additions et bibliographie, par le docteur Beaugrand. 1 très-fort vol. grand in-18. 1864. Prix, broché .... 7 fr.
    Cartonné............................ 7 fr. 75

Le *Traité élémentaire d'hygiène privée et publique* de M. Becquerel présente, sous une forme concise, un tableau complet de cette science. L'auteur a profité de ses connaissances physiques et chimiques pour aborder dans son livre un grand nombre de questions entièrement négligées dans la plupart des traités d'hygiène, en même temps qu'il a réuni les applications de toutes les sciences à l'hygiène privée et publique. Cette 3e édition est mise au courant des progrès de la science par de nombreuses additions et augmentée d'une bibliographie très-étendue pour chaque article.

BÉHIER et HARDY, médecins des hôpitaux, agrégés de la Faculté de médecine de Paris, etc. — **Traité élémentaire de Pathologie interne**. L'ouvrage formera 4 forts vol. in-8. Les trois premiers ont paru :
    Tome I. *Pathologie générale et Séméiologie;* 2e édit. 1 fort vol. in-8. 1858. 8 fr.
    Tome II. *Inflammation du tube digestif et de l'appareil respiratoire et circulatoire.* 2e édition, considérablement augmentée. 1 très-fort vol. in-8 en 2 parties. 1864.
    Tome III. *Inflammations de l'appareil génito-urinaire; — De la Peau et de l'appareil locomoteur; — Des Gangrènes; — Des Hémorrhagies; des congestions; — Des Hydropisies; — Des Névroses.* 2e édition, revue et augmentée. 1 fort vol. in-8. 1864. — Chaque volume se vend séparément.

NOUVEAU DICTIONNAIRE LEXICOGRAPHIQUE ET DESCRIPTIF DES SCIENCES MÉDICALES ET VÉTÉRINAIRES, comprenant l'Anatomie, la Physiologie, la Pathologie générale, la Pathologie spéciale, l'Hygiène, la Thérapeutique, la Pharmacologie, l'Obstétrique, les Opérations chirurgicales, la Médecine légale, la Toxicologie, la Chimie, la Physique, la Botanique et la Zoologie, avec planches intercalées dans le texte; par MM. Raige-Delorme, Ch. Daremberg, H. Bouley, J. Mignon, Ch. Lamy. 1 très-fort volume grand in-8 de plus de 1500 pages, à deux colonnes, texte compacte, avec figures intercalées et contenant la matière de 10 vol. in-8. 1863. Prix, rendu *franc de port* dans toute la France :
    Broché............................ 18 fr.
    Cartonné à l'anglaise .... 19 fr. 50
    Relié dos en maroquin........................... 20 fr. 50

Ce Dictionnaire présente un tableau complet, quoique élémentaire, de toutes les connaissances qui se rattachent à la médecine, à la chirurgie, à l'obstétrique, à la pharmacologie et à la médecine vétérinaire, en un mot, un tableau général de toutes les sciences relatives à l'art de guérir. C'est en ce sens qu'il peut servir de manuel à l'étudiant comme au praticien, aux médecins-vétérinaires, aux pharmaciens, aux sages-femmes, et être consulté par ceux d'entre les gens du monde qui désirent avoir une idée exacte des sciences médicales et vétérinaires ou s'instruire sur quelques points de ces sciences.

CORBEIL, typ. et stér. de CRÉTÉ.

www.ingramcontent.com/pod-product-compliance
Ingram Content Group UK Ltd.
Pitfield, Milton Keynes, MK11 3LW, UK
UKHW020830120726
13693UKWH00002B/567